JN084944

社会的うつ

うつ病休職者は
なぜ増加しているのか

奥田祥子

晃洋書房

目次

序　章　「社会的うつ」とは

第1節　うつ病問題の深層

◉「社会的うつ」存在の可能性

「うつ病」は、抑うつ気分や興味・意欲の喪失、不眠・過眠、思考力・集中力の減退など複数の症状の出現と一定期間の持続を特徴とする精神障害であるが、日本においてはこの一〇―二〇年の間に、一部が罹患する特殊で重篤な精神疾患という認識から、誰もがかかり得る心の病として捉えられる風潮が高まるなどの変容を遂げてきた。そうしたなか、医療機関を受診して「うつ病」と診断され、会社を休職する人たち、すなわちうつ病休職者が急増している。その多くが軽症うつ病と診断され、抗うつ薬の投薬治療を受けているという指摘もある（中安 二〇〇二、野村 二〇〇八、冨高 二〇〇九）。

うつ病休職者が増えた背景には、企業のメンタルヘルスに関する制度の充実や、抗うつ薬の使用圧力、うつ病をめぐるメディア報道の影響など、病そのものの拡大という医学的要素以外の社会的なダイナミクスが働いているようにみえる。

一方で、うつ病休職者の増加は、休業補償、労災認定増など企業や社会的な経済損失も招く問題となっている。また近年、データヘルス事業が企業内で活発化しており、アブセンティズム（欠勤問題）やプレゼンティズム（出勤しているが、著しく生産性が低い状態）との関係、対応策に大きな関心が持たれているが、そのメインターゲットはうつ病である。

本書の目的は、うつ病と診断されて会社を休職する人たちの増加の背景には、医学的要素以外の社会的要因が影響を与えている可能性があることを明らかにすることである。この社会的要因の影響を受けて診断された「うつ病」に対し、筆者独自に「社会的うつ」という新たな言葉・概念を付与し、その存在の可能性をさまざまな角度から検証していく。ここでいう「社会的要因」とは、企業内制度やメディア報道、製薬会社による疾病啓発キャンペーンの影響など、当事者を取り巻く労働環境や社会の動向など外的要因だけでなく、当事者の心理や診断・治療にあたる主治医[1]の意図など可視化不能な内的因子を含む。長時間労働や成果主義の浸透による職務の個人化によるストレス増大など、精神病理学的観点からも指摘されてきた要因（松本 二〇一八）も含む広い概念である。

リサーチ・クエスチョンとして、⑴うつ病休職者のうつ病診断に社会的要因の影響はあるのか、⑵社会的要因はどのような背景、因子から生まれるのか、⑶社会的要因によるうつ病休職者を増やさないために、企業など組織、社会、医療従事者、そして個々人はどのようにすればよいのか、を設定した。

うつ病をはじめ精神疾患・障害は、エックス線や血液、病理検査などによって診断が行われる他の疾患とは異なる医療領域といえる。現在、精神疾患・障害の診断は、症状の内容や該当数、持続期間などをもとに行う操作的診断基準が基本となってはいるが、そのプロセスは問診が中心であり、診断には医師の主観や意図が影響を及ぼしやすい面も否定できない。一方で、うつ病に関する社会全体の関心が高まってきていることから、安易に「社会的うつ」を問題視してしまう可能性もある。

こうした状況を踏まえて、うつ病休職者の増加の背景に社会的要因が存在することを前提に肯定的なエビデンス探しを行うのではなく、半構造化インタビュー調査やケース開発による医師の再診断、国際比較検討、メディア報道分析などの多面的な方法により、価値中立的な立場から、先述した三つのリサーチ・クエスチョンに迫りたい。

◉社会的ダイナミクスの解明

うつ病をテーマとした国内外の先行研究は、精神医学、精神病理学、産業精神医学、産業精神保健学、精神薬理学、公衆衛生・精神保健学、さらにこれらの医学・保健関連領域以外の分野からも、医療社会学ほか、少数ではあるが存在する。

いずれも各専門領域からの意義ある研究ではあるが、医学的要素以外の社会的なダイナミクスを明らかにしたものではない。

以下、各分野に分け、先行研究を概観する。

まず、精神医学、精神病理学の研究では、野村（二〇〇六、二〇〇七、二〇〇八）や大野（二〇〇二）、中安（二〇〇二）、笠原・山下・広瀬（一九九三）が、米国精神医学会（APA＝American Psychiatric Association）が策定した国際的な診断マニュアルのＤＳＭ（Diagnostic and Statistical Manual of Mental Disorders、精神障害の診断と統計マニュアル）に操作的診断基準が採用されて以降、日本でも伝統的な病因論に基づく診断に代わって、症状を重視した操作的診断が浸透するにつれ、うつ病の診断範囲が拡大・拡散し、比較的軽症なうつ病と診断される人が増えていることなどを指摘している。また、職場でのストレスに着目した研究もある。加藤（二〇一三）は長時間労働など職場における心理的ストレスから労働者がうつ病を発症する症例について研究し、「職場結合型うつ病」と名づけた。

産業精神医学、精神薬理学からのアプローチでは、冨高（二〇〇九）や田島（二〇〇六、二〇〇八）、McManus et

al.（2000）らが、うつ病患者の増加の背景に、新規抗うつ薬のＳＳＲＩ導入以降の抗うつ薬の市場拡大があることに着目し、製薬会社のマーケティング戦略としての疾病啓発活動が抗うつ薬の販売・処方増とうつ病患者増につながっている点を指摘している。Healy（1997, 2003）やBreggin（1995）は、欧米製薬会社の市場原理に歪められた精神医学・医療や抗うつ薬に関する産官学の利害構造、臨床試験の問題点などを取り上げ、新規抗うつ薬の功罪を多角的に分析している。また、Moynihan と Cassels（2005）は、Disease Mongering（疾患喧伝、病気づくり）を警告する。

　産業精神医学、産業精神保健学、公衆衛生・精神保健学分野の職場のメンタルヘルスに関する研究では、向江（二〇一五）や森口（二〇一五）、福島（二〇一四）、川上（二〇〇七、二〇一二、二〇一五）、Wisenthal（2013）らが、企業内制度と従業員のうつ病を中心とするメンタルヘルス不調による休職の関係について分析している。

　医学関連分野以外のものとして、まず医療人類学の分野から、北中（二〇〇四、二〇〇七）が日本における「鬱」的な病の歴史について、近代から現代にかけてその時々の医学理論や言説によって概念を変化させていった経緯を論じるとともに、精神科など精神領域の診療科を受診する人々が一気に増加した要因を、生物学的精神医学の台頭に求めている。Shorter（1996）も、現代を生物学的精神医学の時代と位置づけ、警鐘を鳴らしている。

　さらに、山田（二〇〇八、二〇一四）は知識社会学の視点から労働者のメンタルヘルスや自殺をめぐる政策、法令に着目し、労働者のメンタルヘルスが社会現象としてどのような様相を呈しているかを分析。自殺の危険因子であるうつ病、さらにうつ病発症の背後にある過酷な労働環境を指摘し、労働問題の医療化について分析している。

　うつ病そのものに焦点を合わせたものではないが、労働問題の視座から、過労死や医療化にアプローチした研究もある。歴史社会学、教育社会学を専門とする元森（二〇一二、二〇一六）は社会問題となっている「過労自殺」について、具体事案を挙げながら裁判や労災認定などの現場で定着した法理論や運用のありようについて分析するとともに、自殺をめぐる「意志」の問題についても考察している。

医療社会学では、Conrad（2005）や Fainzang（2013）が近年の医療化現象の特徴について分析している。Conrad は、医師はいまだ“gatekeeper of medical treatment”（「医療の門番」：筆者訳）としての役目を担ってはいるものの、以前に比べてその役割は弱まり、代わって市場の影響力が強まっていることを指摘し、患者個々人の“self-medicalization”（「自己医療化」：筆者訳）について論じている。Fainzang は自己医療化とともに“self-medication”（「自己治療」：筆者訳）についても、社会的かつ政治的な分析を行っている。

第2節　本書の視点とアプローチ

今日のうつ病問題の本質を解き明かすには、精神医学・病理学的アプローチや産業精神医学・保健、企業のメンタルヘルス対策などの健康経営といった個別の課題分析的視座のみからの考察、検証には限界がある。「うつ病」の診断を受けて会社を休職する人たちが増加した背景にある、うつ病休職者や当事者の診断・治療にあたる主治医の心理・意図をはじめ、企業内制度の充実度、薬剤の使用圧力、メディア報道の影響など、病そのものの拡大という医学的要素以外の社会的要因の可能性について、多面的な方法によって検証し、うつ病をめぐる深刻な社会問題の根底にある構造・力学の解明を目指す必要がある。

主に、次に挙げる四つの方法を効果的に併用する。

(1) 国内外の行政機関、民間研究機関などの大規模統計調査、学術論文等の文献調査

(2) メディア報道分析（「うつ病」に関する新聞・一般雑誌記事）

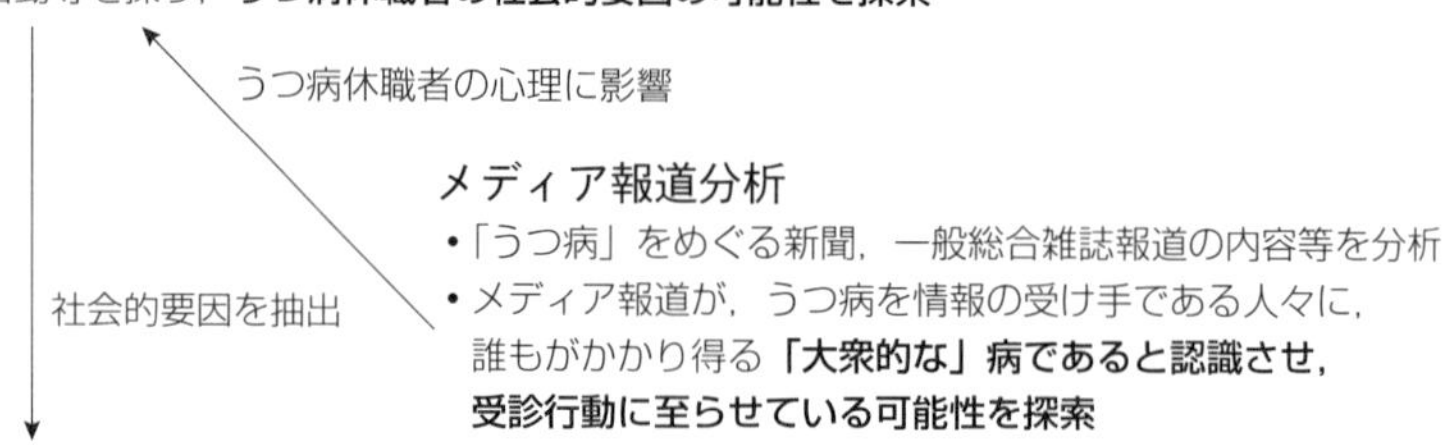

図１　３つの独自調査の関係図

筆者作成.

(3)うつ病による休職を経験した五〇人を対象とする半構造化インタビュー調査

(4)ケース開発（インタビューから類型化した一〇ケース）による医師六人の再診断

このうち独自調査であるメディア報道分析、半構造化インタビュー調査、ケース開発による再診断、の関係性を示したものが図1である。

◉メディア報道分析

メディア報道が情報の受け手（オーディエンス）である不特定多数の人々に、うつ病は、誰もがかかり得る「大衆的」な病であると広く認識させ、受診行動に至らせている可能性を探索するため、新聞と一般雑誌の報道について、うつ病に関する記事の掲載件数の推移と、記事の内容の特徴・傾向について調べた。

新聞は読売新聞を調査対象とし、読売新聞の記事検索データベースである「ヨミダス歴史館」を調査ツールとした。読売新聞を選んだ理由は、販売部数が国内最大の全国新聞であるためである。同データベースは、一八七四年一一月二日の創刊号から現在に至るまでの記事が収録されている。一般雑誌については、日本で最大級の一般雑誌を所蔵した民間図書館である大宅壮一文庫の雑誌記事データベース「Web OYA-bunko」、並びにデータベース化される以前の一九八七年までのものについては「大宅壮一文庫雑誌記事索引総目録」を用いて調査した。

◉半構造化インタビュー調査

なぜ、うつ病による休職者が増えているのか、さらに、企業がメンタルヘルス対策の充実を図っているにもかかわらず、うつ病休職者は減らないのかを深く探るためには、うつ病を訴えて休職した当事者の心理・意図や、当事者を通して見えてくる主治医の対応を探ることが不可欠である。うつ病休職者の社会的要因を探索するため、二〇一五年八月から二〇一六年六月の間に、半構造化面接法によるインタビュー調査を実施した。

インタビュー調査の対象者は、三〇歳代―五〇歳代の民間企業に勤める会社員男女、計五〇人で、「うつ病」の診断書を会社に提出し、一週間以上（平均一カ月、二―六週間）会社の制度を利用して休職した経験のある者とした。調査は、インフォームド・コンセントの理念に基づき、対象者一人ひとりにプライバシー保護や一定期間経過後のデータ消去、調査協力を拒否する権利等、倫理的配慮の詳細について書面と口頭で十分に説明したうえで、全員の調査参加同意を経て実施した。

◉ケース開発による再診断

医師はどういう社会的要因がそろった時に「うつ病」と診断するのか、うつ病休職者のうつ病診断における社会的要因を検証するため、二〇一六年九月から二〇一七年二月の間に、ケース開発による医師の再診断を実施した。

再診断を行った医師は、インタビュー調査対象者とは面識のない、三〇歳代後半から六〇歳代前半の男女計六人（男性四人、女性二人）で、①開業医、②総合病院精神科医長、③精神科単科病院勤務医、④大学病院精神神経科准教授、⑤常勤の産業医兼[2]、総合病院心療内科医長、⑥開業医兼、企業の非常勤産業医、である。また、国家資格である「精神保健指定医」をはじめ、日本精神神経学会認定の「精神科専門医」、日本心療内科学会の「心療内科専門医」、日本医師会の「認定産業医」、日本産業衛生学会の「専門医」等、再診断にあたる医師は、それぞれの専門医資格の有無や種類、医師経験年数など、医師の経歴やバックグラウンドの異なる六人に依頼した。

再診断の方法としては、まず、半構造化インタビュー調査の結果をもとに類型化した一〇ケースを開発した。この一〇ケースについてそれぞれ、代表的な事例をインタビュー・データから抽出し、被調査者の「語り」から、自覚症状や休職までの経緯、休職中の過ごし方、復職までの経緯など、その時々の気持ちや意図、主治医の対応などについて詳細データをまとめた書面（各ケースの特徴は伏せ、事例説明と「語り」のみで構成）を再診断にあたる医師に事前に渡し、面接方式で、第一次質問として、「うつ病」と「診断する」か「診断しない」か、または「どちらともいえない」か、の三択（まず「する」「しない」の二択での回答を要望したうえで、二択では無理の場合のみ、二次的選択肢として「どちらともいえない」を用意した）で答えてもらった。次に第二次質問として、「うつ病」と「診断する」「診断しない」の回答のそれぞれの「自信の度合い」の割合（一〇%単位で〇―一〇〇%）について、回答を求めた。

第3節　本書の構成

本書の構成について概観する。序章から終章まで全八章構成で、次のような章立てとなっている。

まず、序章「『社会的うつ』とは」で研究の目的や先行研究との差異、研究手法等について述べ、第1章「日本における「うつ病をめぐる状況」において、うつ病患者数の推移（増加）やうつ病を中心とする精神障害による労災請求・認定件数の推移（増加）、うつ病患者増による企業・社会的経済損失、職場のメンタルヘルス対策に関する国の指針など、日本におけるうつ病に関する現状を整理する。

第2章「抗うつ薬とうつ病患者増」では、抗うつ薬の市場拡大とうつ病患者増の相関関係をみたうえで、新規抗うつ薬のSSRI発売後の処方増とうつ病患者増の正の相関について、日本を含め国際比較検討する。また、薬物療法に傾倒した日本の治療方法と、副作用を考慮して抗うつ薬の軽症うつ病患者への投与に一定の制限を課している英国の治療方法の違いについて述べ、製薬会社による疾病啓発キャンペーンとDease Mongering（疾患喧伝、病気づくり）を考察する。

第3章「うつ病の操作的診断」は、米国精神医学会（APA）策定の精神障害の国際的診断基準であるDSMにおいて、一九八〇年出版のDSM-Ⅲから導入された操作的診断基準は、臨床でのうつ病診断にどのような影響を及ぼしたのかについて整理、考察するものである。操作的診断基準が導入される前に日本で主流の診断法であった「病因論」についても触れながら、操作的診断基準の功罪などについて述べている。

第4章「メディア報道の影響力」は、うつ病に関するメディア報道についての調査、分析であり、「逸脱」から「大衆的」病への捉え方の変容や、社会的意味づけと情報の受け手（オーディエンス）の認知・行動の関係性や新たなスティグマづくり、センセーショナリズムについて分析している。

うつ病休職者のうつ病診断において、医学的要素以外の社会的要因の影響を受けた可能性を探索、検証するため、第5章「うつ病休職者の社会的要因の探索」では、うつ病によって一定期間休職した経験のある男女五〇人を対象にした半構造化インタビュー調査、第6章「うつ病休職者の社会的要因の検証」では、インタビュー調査のデータをもとに一〇ケースを開発し、それぞれ代表的なケースについて、精神科医、心療内科医（一部、産業医兼務）六人に再診断してもらった。第5章、第6章ともに調査結果の詳細を明らかにし、分析・考察を深める。

結論章となる終章「『社会的うつ』のない社会に向けて」では、うつ病休職者の増加からみる「社会的うつ」存在の可能性を整理するとともに、「社会的うつ」と社会問題の医療化、さらに臨床判断における「社会的うつ」否認の可能性について述べる。そして、「社会的うつ」を増やさないために、医療・産業保健面の対策をはじめ、企業など組織、社会、個々人はどうあるべきなのか、について提案したうえで、研究の限界と今後の課題、研究の方向性について触れる。

注

(1) 患者の診断、治療を行う医師。うつ病による休職の場合は、患者が勤務先に提出する診断書の作成や復職可否の判断なども行う。

(2) 事業場において労働者の健康管理などについて専門的立場から指導、助言を行う医師。常勤、非常勤双方の場合があり、精神科医、心療内科医ら精神疾患・障害を専門とする医師は現時点では非常勤の場合が多い。常時五〇人以上の労働者を使用する事業場に、専任が義務付けられている。第1章で述べる「ストレスチェック」においては、「高ストレス者」とされた労働者のうち希望者に対して面接指導も担う。

第1章　日本におけるうつ病をめぐる状況

第1節　うつ病患者数の増加

厚生労働省が三年ごとに実施している「患者調査」によると、うつ病を中心とする「気分（感情）障害」の「総患者数」は、二〇一七年が一二七万六〇〇〇人で、二〇〇五年の調査（九二万四〇〇〇人）から三八％増加し、さらに一九九六年の調査（四三万三〇〇〇人）と比べると、この約二〇年間で三倍に著しく増加している[1]（図1-1）。

日本で調査されている大規模調査はこの「患者調査」のみであるため、うつ病患者の増加を議論する際に、この調査がよく用いられる。「総患者数」とは調査日時点において、外来と入院で継続的に医療を受けている者の数を指す。つまり、医療機関で「うつ病」の診断がなされ、治療を受けている患者を示しており、本書で調査、考察している、社会的要因の影響を受けたうつ病診断が存在するとしたら、実際にはその受療者たちの中に真性のうつ病患者以外にも、グレーゾーン、または実際にはうつ病とはいえないケースが含まれている可能性も否定できない。

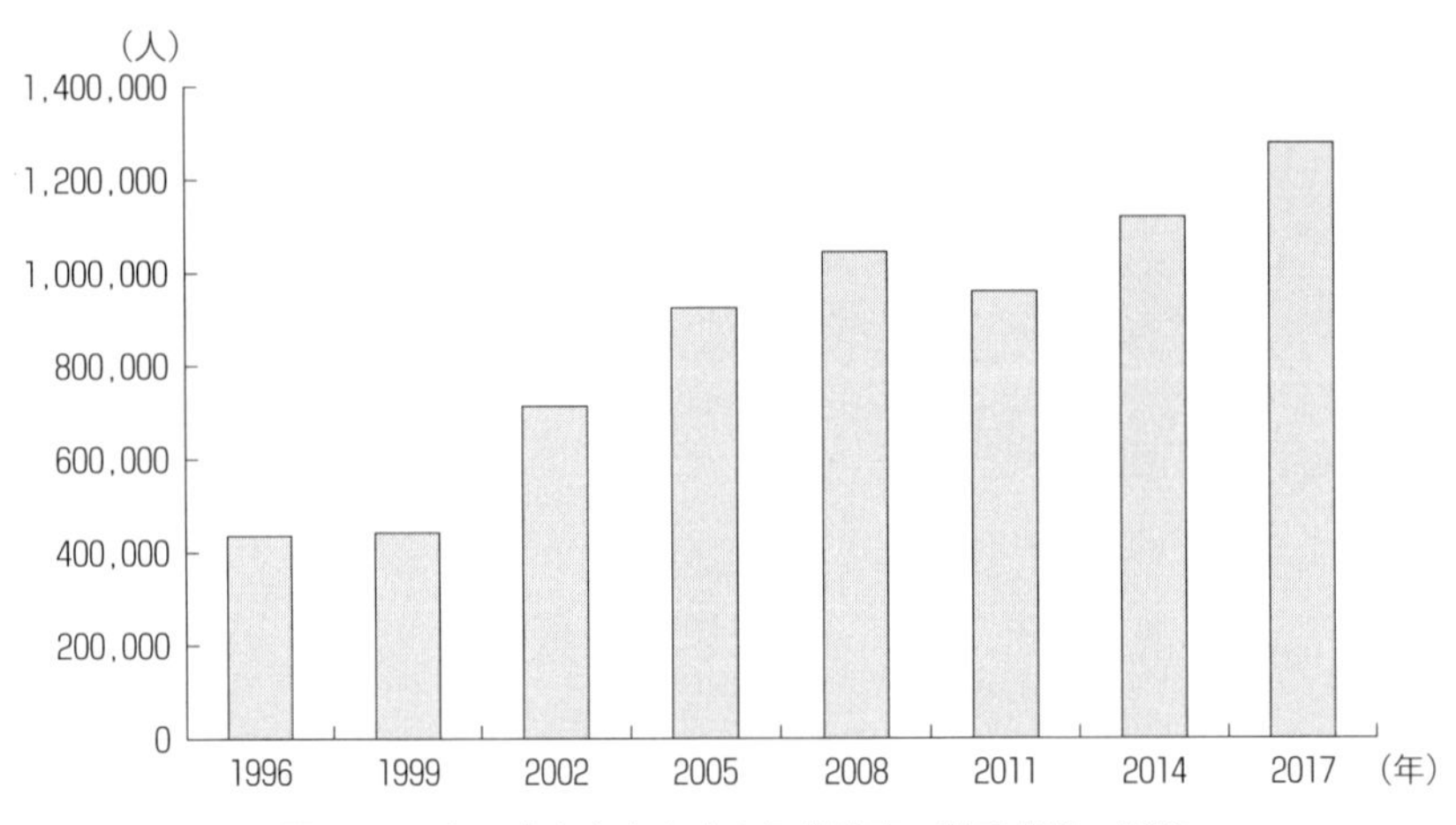

図1-1　うつ病を中心とする気分障害の総患者数の推移

出典：1996年～2017年　厚生労働省「患者調査」より.

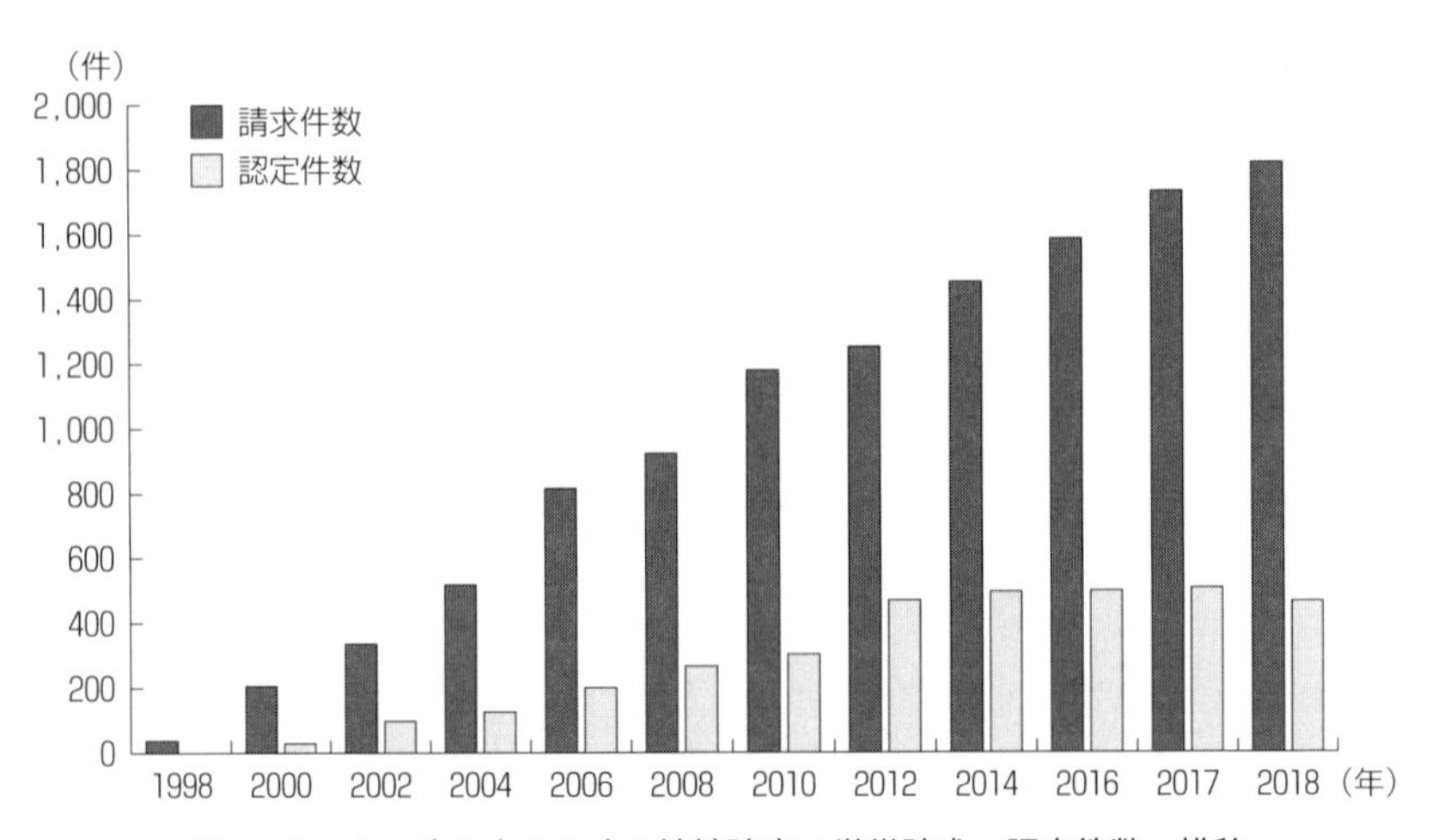

図1-2　うつ病を中心とする精神障害の労災請求・認定件数の推移

出典：1998年～2018年　厚生労働省「精神障害に関する事案の労災補償状況」より.

第2節　うつ病を中心とする精神障害の労災請求・認定件数の増加

うつ病を中心とする精神障害による労災補償の請求件数、認定件数は、増加の一途をたどっている。厚生労働省の調査「精神障害に関する事案の労災補償状況」（図1-2）では、二〇一八年度は精神障害による労災の請求件数は一八二〇件で、過去最多を更新した。このうち支給決定（労災認定）件数は四六五件だった。推移をみると、一九九八年にはわずか請求件数四二件、認定件数四件だったものが、二〇〇〇年に請求件数二一二件、認定件数三六件に一気に跳ね上がり、その後も増加の勢いはとどまらない。

この背景には、職場でうつ病を訴え、欠勤・休職する労働者の増加がある。労務行政研究所が二〇一〇年に実施した調査（上場企業を中心に三九一七社を対象）によると、うつ病を中心とするメンタルヘルス不調で一カ月以上、欠勤・休職している社員が「いる」と答えた企業は、全回答企業の六三・五％を占め、このうち従業員一〇〇〇人以上の大規模企業だけに絞ると、「いる」と答えた企業は九七・五％にも上ることがわかった。

日本生産性本部メンタル・ヘルス研究所の二〇一九年の調査（上場企業二三六一社を対象）では、調査時点からさかのぼって三年の間に、うつ病を中心とした心の病にかかる従業員が増加傾向にあると回答した企業は三二・〇％に上った（日本生産性本部メンタル・ヘルス研究所 二〇一九）。二〇一二年の調査では、各企業が相談窓口の設置や精神科等精神疾患を専門とする産業医の配置などによる予防、早期発見・治療、うつ病を中心とする精神疾患に伴う休職制度の充実、復職支援策など、メンタルヘルス対策に力を入れているが、半数近く（四七・二％）の企業では十分な効果が得られていないと感じていることもわかっている（日本生産性本部メンタル・ヘルス研究所 二〇一二）。

第3節　うつ病患者増による企業・社会的経済損失

従業員のうつ病による欠勤・休職者の増加は、生産性の低下をはじめ、管理監督者である管理職、人事・労務担当者らのストレスの増加、優秀な人材の喪失、安全配慮義務違反や労災認定といったリスク増、企業モラル・ブランドイメージの低下など、企業にとって大きな負担、損失となっている。

さらに、企業単位だけではなく、社会全体にも大きな損失を生み出す結果となっている。国立社会保障・人口問題研究所が厚生労働省の委託事業として実施した、二〇〇九年推計「自殺・うつ対策の経済的便益（自殺やうつによる社会的損失）」によると、自殺やうつ病がなくなった場合、日本の経済的便益の推計額は、単年で約二兆七〇〇〇億円に上るという。

便益の内訳をみると、自殺死亡がゼロになることによる稼働所得一兆九〇二八億円の増加、うつ病を患った従業員の自殺や休業による労災補償給付額四五六億円の減少、うつ病による休業がなくなることによる賃金所得一〇九四億円の増加、うつ病がきっかけで失業した人への求職者給付額一八七億円の減少、うつ病がきっかけで生活保護を受けることになった人への給付額三〇四六億円の減少、うつ病にかかる医療費二九七一億円の減少、となっている。

第4節　職場のメンタルヘルス対策に関する国の指針

労働者のメンタルヘルスに関する国の動向としては、第2章で詳しく述べる注目すべき年である一九九九年の九月に、「心理的負荷による精神障害等に係る業務上外の判断指針」を策定した。この指針は、全国の労働基準監督署が迅速、適正に処理するための指針であり、業務による心理負荷を原因としてうつ病などの精神障害を発病、あるいは自殺したとして労災認定を請求するケースが増加している状況を受けて策定されたものである。

二〇〇〇年八月には、事業所側の対策として、「事業場における労働者の心の健康づくりのための指針」（二〇〇六年の労働安全衛生法に基づく指針＝後述の「労働者の心の健康の保持増進のための指針」策定により廃止）を作成した。これは、日本で初めての事業場におけるメンタルヘルス対策のあり方を包括的に示したものであり、これを機に大企業を中心に、職場でのメンタルヘルス対策が図られることとなる。

全国の労働基準監督署、事業所に続いて、その後も、産業医の助言・指導の強化、休職者の職場支援など、対象者や内容を拡大し、幅広く対策が策定され、実行が促されていく。

例えば、二〇〇二年二月の労働時間の管理とそれに対する産業医等の助言・指導等についての措置を示した「過重労働による健康障害防止のための総合対策」、二〇〇四年一〇月の職場復帰を支援するための事業場向けマニュアルである「心の健康問題により休業した労働者の職場復帰支援の手引き」（二〇一二年七月改定）などである。「職場復帰支援の手引き」は、労働者が円滑に職場復帰するため、復職までの流れをあらかじめ明確にしておくことの必要性を指摘したうえで、第一ステップ：病気休業開始及び休業中のケア、第二ステップ：主治医による職場復帰可能の判断、第三ステップ：産業医らによる職場復帰の可否の判断及び職場復帰支援プランの作成、第四ステップ：最終的な職場復帰の決定、第五ステップ：職場復帰後のフォローアップ、という五つのステップによって職場復帰支援を図ることとしている。

さらに、二〇〇六年三月には「労働者の心の健康の保持増進のための指針（メンタルヘルス指針）」が策定され、職場におけるメンタルヘルス対策が大企業だけでなく、幅広く労働の現場に浸透し始める。同指針は、事業者自らが事業場における労働者の心の健康の保持促進のための措置、すなわちメンタルヘルスケアを適切、かつ有効に実施するよう、メンタルヘルスケアの原則的な実施方法について定めたものである。事業者が、「心の健康づくり計画」の策定、関係者への事業場の方針の明示、労働者の相談に応じる体制の整備、関係者に対する教育研修の機会の提供、事業場外資源とのネットワーク形成などを行うことを求めている。同指針では「四つのケア」(セルフケア、ラインによるケア、事業場内産業保健スタッフ等によるケア、事業場外資源によるケア)[2]が継続的、かつ計画的に行われることが重要であり、職場環境等の改善やメンタルヘルス不調者への対応、休業者の職場復帰のための支援等の円滑な推進を求めている。また、二〇〇六年四月には、改正労働安全衛生法が施行され、長時間労働者への医師による面接指導の実施が一部義務付けられた。

◉ストレスチェック制度の導入

近年では、改正労働安全衛生法施行により、二〇一五年一二月から、「労働者の心理的な負担の程度を把握するための検査及び面接指導の実施並びに面接指導の結果に基づく事後措置」、いわゆる「ストレスチェック制度」の実施が、従業員五〇人以上の事業所に義務付けられた(従業員五〇人未満は努力義務)。同制度は従業員のストレスの度合いや内容などの状態を調べる検査を毎年一回行うもので、「高ストレス者」とされた労働者から申し出のあった場合には、産業医ら医師が面接指導を行い、面接指導の結果、医師の意見に基づき、必要がある場合には就業上の措置を検討、決定することとなる。これに伴い、関連する四指針(事業場における労働者の健康保持増進のための指針、健康診断結果に基づき事業者が講ずべき措置に関する指針、労働者の心の健康の保持増進のための指針、心理的な負担の程度を把握するための検査及び面接指導の実施並びに面接指導結果に基づき事業者が講ずべき措置に関する指針)も改正された。

精神障害・疾患に関わる主な改正点としては、改正「事業場における労働者の健康保持増進のための指針」(二〇一五年一一月改正）において、メンタルストレス者の増加に対応して、心身両面における予防対策の推進が盛り込まれたほか、改正「労働者の心の健康の保持増進のための指針」（二〇一五年一一月改正）では、ストレスチェック制度を活用したメンタルヘルス不調の未然予防（一次予防）、早期発見対応（二次予防）、および職場復帰支援（三次予防）について新たに言及された。また、心の健康に関する情報を理由とした不利益取り扱い（解雇、雇止め、退職勧奨、不当な動機・目的による配置転換・職位の変更等）の防止に関する事項も明文化された。

以上、述べてきたように、国は職場におけるメンタルヘルスケアについて、予防から早期発見、復職支援、またセルフケアからラインによるケア、事業場内産業保健スタッフによるケア、事業場外資源によるケアまで、幅広く多角的な指針等を設け、各事業者にメンタルヘルス対策の継続的、効果的な推進を促してきた。その結果、先述の改正「労働者の心の健康の保持増進のための指針」によると、心の健康対策に取り組んでいる事業所の割合は五九・七％で、事業所規模別にみると、一〇〇人以上のすべての規模で九割を超えている。心の健康対策の取り組み内容（複数回答）では、「事業所内の相談体制の整備」が四四・四％と最も多く、次いで「労働者への教育研修・情報提供」（四二・〇％）、「管理監督者への教育研修・情報提供」（三八・六％）の順となっている。

それにもかかわらず、こうした職場におけるメンタルヘルス対策の広がりと比例するかのように、うつ病患者の増加、うつ病を中心とする精神障害による労災請求・認定件数の増加、そしてうつ病による休職者の増加がとどまるどころか、勢いを増しているというのが実情なのである。

注

（1）二〇一一年の調査は、東日本大震災の影響で宮城県石巻医療圏、気仙沼医療圏及び福島県を除いた数値であるため、単純比較はできない。

（2）　産業医、衛生管理者、保健師、心の健康づくり専門スタッフ、人事労務管理スタッフ、事業場内メンタルヘルス推進担当者。

第2章　抗うつ薬とうつ病患者増

第1節　抗うつ薬の市場拡大とうつ病患者増

日本では一九九九年に新規抗うつ薬の選択的セロトニン再取り込み阻害薬（SSRI＝Selective Serotonin Reuptake Inhibitors）[1]が発売されるまで、抗うつ薬の市場規模は一七〇億円前後で推移していたが、ＳＳＲＩ発売直後から急速に成長し、二〇一八年には一二四七億円と、市場に登場してから約二〇年で七・三倍にも増えている（図2-1）。街中の薬局やドラッグストアで誰でも購入できる市販薬と異なり、医療機関を受診したうえで医師の処方箋が必要な医療用医薬品である抗うつ薬の販売量の増加は、すなわち処方量の増加である。医療機関を受診してうつ病と診断され、抗うつ薬による投薬治療を受けているうつ病患者の増加と比例していると考えられる。

うつ病を中心とする「気分（感情）障害」の総患者数は、二〇一七年が一二七万六〇〇〇人と、この約二〇年間で三倍に増加していることは第1章で述べたが、その推移を詳しくみると、日本でＳＳＲＩの販売が開始された一九九九年（四四万一〇〇〇人）から三年間で一・六倍（二〇〇二年調査：七一万一〇〇〇人）、さらに一九九九年から六年間で二倍（二〇〇五年調査：九二万四〇〇〇人）に増えており、ＳＳＲＩの市場導入を境に、患者の増加が顕著である

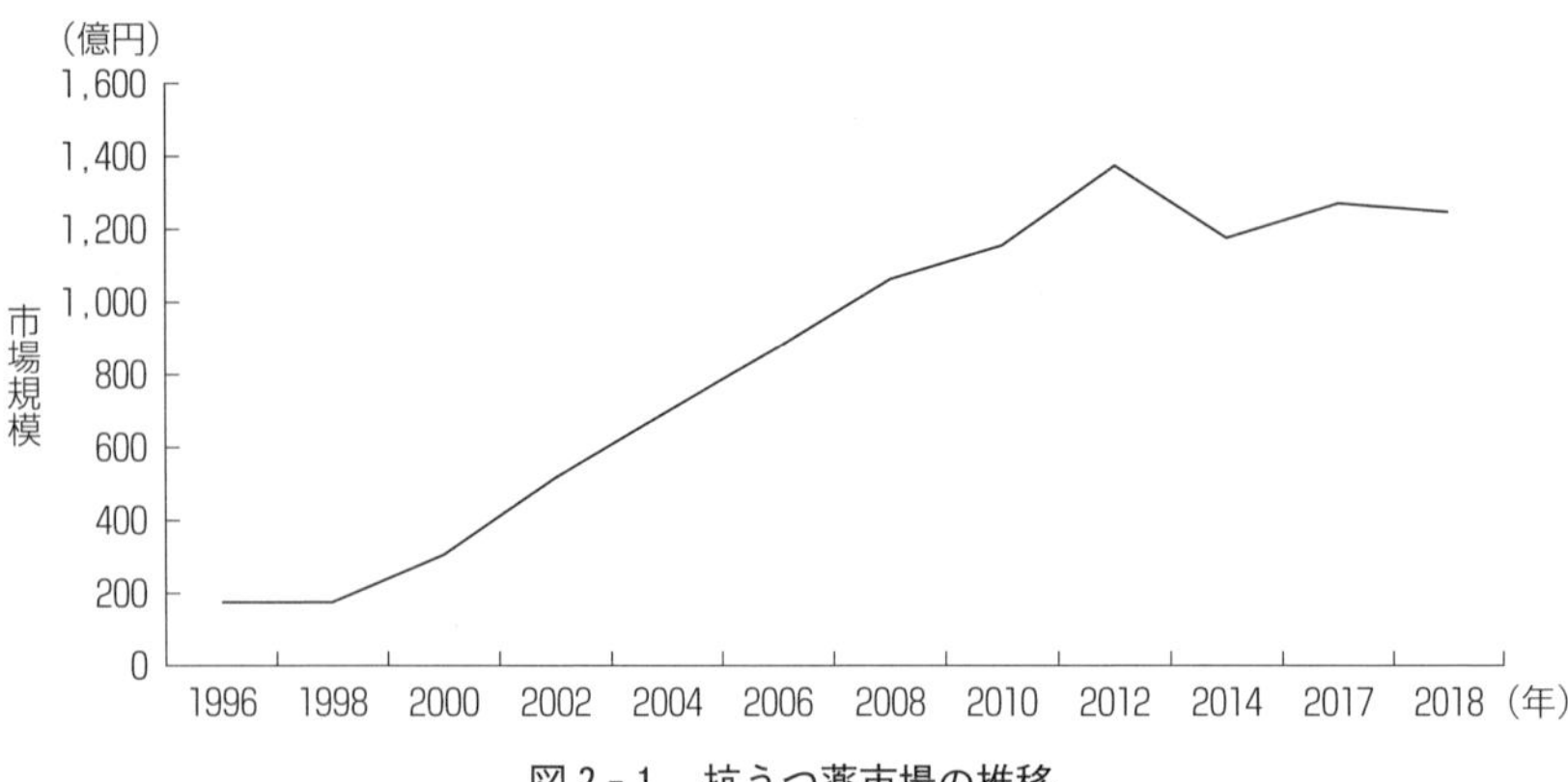

図2－1　抗うつ薬市場の推移

出典：1996年〜2018年　富士経済『医療用医薬品データブック』より．

ことがわかる。

すなわち、ＳＳＲＩが日本の市場に導入された一九九九年を契機に、⑴うつ病患者数、⑵うつ病を中心とする精神障害による労災請求・認定件数、⑶第4章で述べる「うつ病」報道件数、のそれぞれが急速に増加し始めるのである。

第2節　ＳＳＲＩ発売後の処方増と患者増の国際比較

新規抗うつ薬ＳＳＲＩの発売を境に、うつ病患者が急増するという現象は、日本よりも約一〇年早くＳＳＲＩが発売された欧米などでも同様に起こっていた。米国やヨーロッパ、オーストラリアなど一九八〇年代後半から一九九〇年代初めにＳＳＲＩが市場に登場した国々である。各国の状況を平均すると、ＳＳＲＩが導入されてから約五―六年でうつ病患者数が二倍に増えている。これは日本でも同様である（冨高 二〇〇九）。

抗うつ薬の処方量について、一九九三年と一九九八年の比較(DDDs/1000 population per day)[2]をもとに、スウェーデン、フランス、オーストラリア、米国、カナダ、英国などを比較すると、スウェーデン、オーストラリア、米国、カナダ、英国の五カ国では、九三年には人口一〇〇〇人あたり約一〇―一五人の人数分の抗うつ薬が処方されていたが、

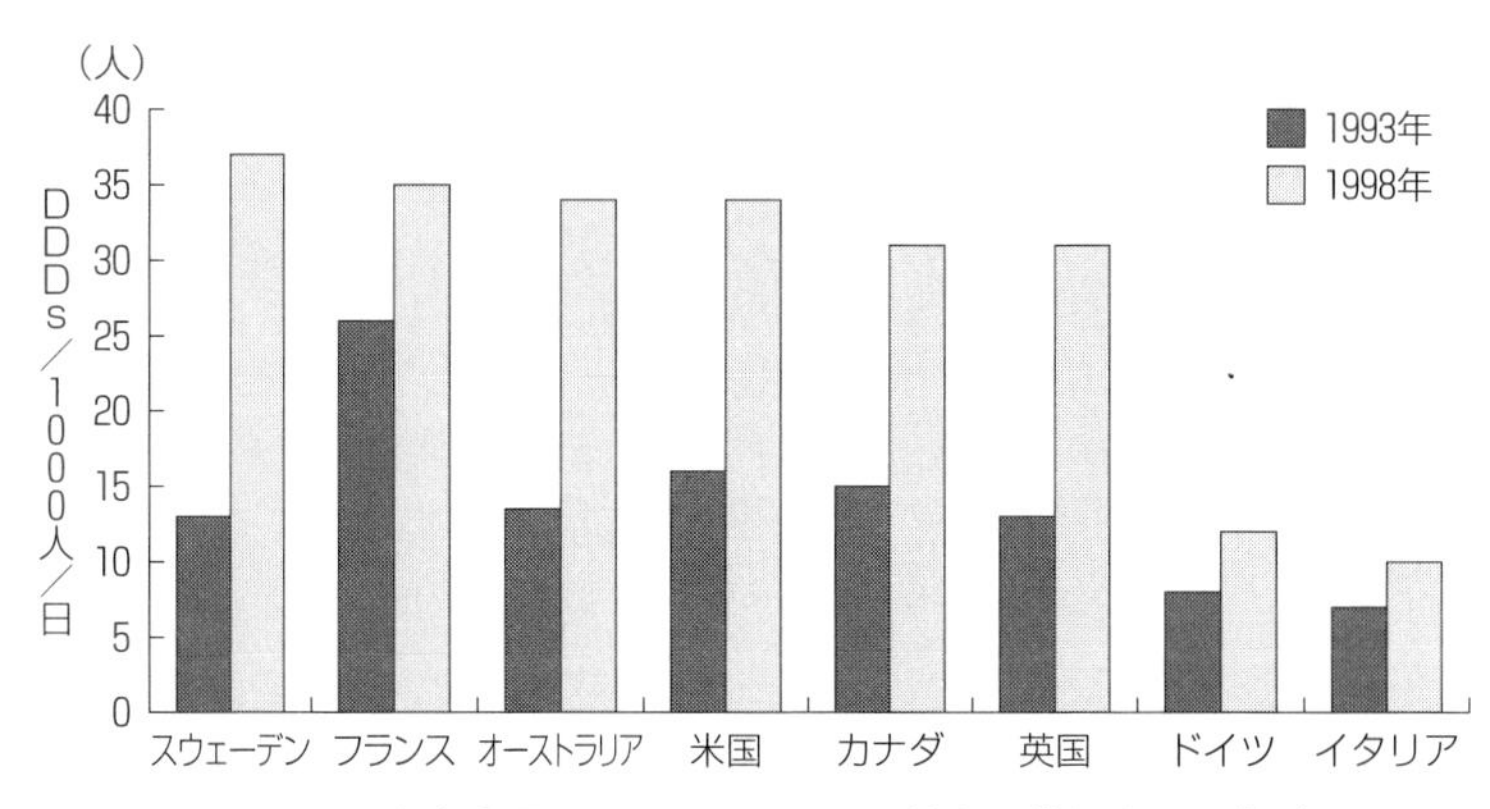

図2-2　欧米諸国とオーストラリアの抗うつ薬処方量の伸び

注：縦軸は，1日に人口1000人あたり何人分の抗うつ薬が処方されているかを示す．
出典：McManus et al.（2000）より．

五年後の九八年には人口一〇〇〇人あたり約三〇—三五人分の抗うつ薬が処方されるようになった。これらの国では抗うつ薬の処方量がわずか五年間で平均して約二倍に増加したことになる。フランスの増加率は一九九三年時点ですでに普及が進んでいたこともあり、約三五%となっている（McManus et al. 2000）（図2-2）。

日本の一九九三年と一九九八年の比較では、まだSSRI発売の一九九九年より前であるため、一九九三年は人口一〇〇〇人あたり六人、五年後の一九九八年は七人で増加率は一七%程度であるが、日本でSSRIが発売された一九九九年を挟んで、一九九八から二〇〇三年の五年間でみると、二〇〇三年は人口一〇〇〇人あたり一三人と増加率は約九〇%、つまり二倍弱（一・九倍）であり、先に述べた欧米、オーストラリアの増加率とほぼ同様となっているのである（冨高 二〇〇九）。

一方、うつ病の有病率を国際比較すると、日本は、欧米諸国と比べると低い。世界保健機関（WHO）が主導する国際的な精神・行動障害に関する疫学研究プロジェクトである世界精神保健（WMH=World Mental Health）調査の日本調査であるWMHJ（WMH, Japan）二〇〇二共同研究グループが二〇〇七年にまとめた調査によると、うつ病の「一二カ月有病率」は、米国六・七%、ヨーロッパ三・九%に対し、日本は二・一%であった（川上 二〇〇七）。ただ、先述したように日本でSSRIが発売されたのは欧米から遅れること約一〇年の一九九九年であり、調査時期は発売から数年後であるため、SSRI発売を境にうつ病患者が急増し、増加の一途をたどるという現象を踏まえると、単純に欧米と比較することはできないかもしれない。その後、国際的な大規模調査は行われておらず、うつ病有病率の国際比較については今後も引き続き検討を要する。

第3節　薬物療法に傾倒した日本のうつ病治療

SSRI発売後約五年間の抗うつ薬処方量は日本と欧米、オーストラリアでいずれも約二倍に増えているという共通の現象がみられた一方、日本と欧米で異なるのが、軽症のうつ病患者への抗うつ薬の使用について制限、または慎重に対応している点である。

うつ病の治療には一般的に薬物療法のほか、心理療法（精神療法）や休養などがある。

英国では、抗うつ薬の効果と副作用を秤にかけて十分に検討したうえで、軽症うつ病については抗うつ薬投与を制限し、認知行動療法を中心とする心理療法を積極的に取り入れているのに対し、日本ではうつ病の重症度（程度）に関係なく、第一選択療法として薬物治療を重視する傾向がある。

英国の治療方針を決める政府機関の英国立医療技術評価機構（NICE）は、うつ病治療のガイドラインで、次のように定めている。"Do not use antidepressants routinely to treat persistent subthreshold depressive symptoms or mild depression because the risk-benefit ratio is poor, ……"（「抗うつ薬は、持続性の閾値下（うつ病と診断される基準以下）の抑うつ症状や軽症うつ病の治療においては、リスク―ベネフィット比が良好でない（つまり、副作用が治療効果

を上回る）ため、日常的には使用しないこと」：筆者訳）（NICE 2009：21）

日本で急増するうつ病患者、つまり医療機関でうつ病と診断されて治療を受けている人たちの多くは軽症であり、軽症のうつ病患者には抗うつ薬の効能効果が十分に認められておらず、また副作用の危険性があるにもかかわらず、日本では軽症うつ病患者への抗うつ薬による治療が中心に進められているという指摘もある（冨高 二〇〇九）。

一方で、日本では新たな動きもある。二〇〇四年に設立された、うつ病研究に関する比較的新しい学会である日本うつ病学会は二〇一二年、うつ病に関する治療ガイドラインを作成し、薬物療法について、「有用性そのものは否定できないが、少なくとも安易な薬物療法は避けるという姿勢が、軽症うつ病の治療においては優先されるべき」とした（日本うつ病学会 二〇一二：三一頁）。

また、米国で開発された磁気刺激（ＴＭＳ）療法が二〇一九年六月から、一種類以上の抗うつ薬治療で十分な効果が認められない成人のうつ病患者に限り、保険適用されることになった。磁気刺激で脳の特定部位を活性化させることで脳血流を増加させ、低下した機能を元に戻していくという治療法である。薬を使用せず、副作用の少ない治療法として期待されるものの、日本ではあくまでも薬物療法を第一次選択とすることに変わりないうえ、ＴＭＳ療法を行える施設が限られ、経験のある医師も非常に少ないことから、頭痛など新たな副作用を招き兼ねないというリスクもある。

第４節　製薬会社の疾病啓発キャンペーンとDisease Mongering

◉疾病啓発キャンペーン

新規抗うつ薬ＳＳＲＩの発売を契機に抗うつ薬市場が急速に拡大するとともに、これに比例するように、医療機関を受診してうつ病と診断され、投薬治療を受けている人たちが増加している背景・要因の一つには、製薬会社による販売戦略としての「疾病啓発キャンペーン」がある。キャンペーンの受け手に対し、自らがうつ病ではないかという認知・認識をもたらし、その結果、受診行動を誘発している可能性が考えられるのである。すなわち、製薬会社が新規抗うつ薬の売り上げを伸ばすために行う過剰な疾病啓発活動、宣伝キャンペーンなどのマーケティング戦略の影響力である。

製薬会社が、医療用医薬品を一般消費者に向けて直接、広告・宣伝すること（DTC=Direct to Consumer 広告[3]）は欧米では盛んに行われているが、日本では薬事法で禁止されている。しかし、SSRIが発売された直後の二〇〇〇年頃から、ある症状を取り上げて「それは実は病気です」「お医者さんに相談しましょう」などと、広告の受け手に病気の認識を持たせ、治療できる医薬品があることを紹介する「疾病啓発型広告」を製薬会社が行うようになった。これは具体的な医薬品名が登場しないため、行政指導による公告規制の対象には今のところ、なっていない。日本で展開されている医療用医薬品の売り上げを増やすための〝広告〟は、規制の網をすり抜け、「疾病啓発キャンペーン」というかたちをとっているのである。田島は、このような疾病啓発キャンペーンには販売戦略として大きな効果があり、表面的には潜在患者の掘り起こしや市場の開拓などと称しながらも、実際には、「薬が必要のないごく軽い症状の人も受診するようになるリスクがあり、薬物関連の境界侵犯などとも呼ばれる」と指摘している（田島 二〇〇八：一二〇頁）。

具体的には、テレビCMやインターネットのウェブサイトでの宣伝、一般向け医療・健康雑誌や総合週刊誌での特集記事とタイアップした疾病啓発、うつ病に関する一般大衆向けの医療講演会、などの手法を取っている。テレビCMやサイトでの宣伝は、例えば、「うつ病は誰でもかかり得る心の風邪」といったキャッチコピーとともに、一見、うつ病という病そのものを「啓発」しているスタイルをとり、医薬品名は出していないものの、目立たない部分に小さく製薬会社名が紹介されているケースがほとんどである。また、一般向け医療・健康雑誌や総合週刊誌での特集記事では、製薬会社が特集掲載号の広告主となっているケースが多く、一般大衆向け医療講演会では、製薬会社が主催者やスポンサーとして加わるとともに、精神医学系の学会が関係しているケースも見受けられる。

〝広告〟の内容としては、うつ病はもはや一部の人が罹患する精神疾患ではなく、幅広い層の人たちがかかり得る病、といった概念を植え付けるものである。うつ病は「心の風邪」などのキャッチコピーは、多用されている言葉・概念であり、第4章で述べるメディア報道の影響力とともに、うつ病のイメージを「大衆的」「日常的」な心の病として人々の心に、社会に広げる要因となっていると考えられる。

◉ Disease Mongering

ここで問題となるのが、Disease Mongering、つまり、製薬会社が病気の啓発活動を過剰に展開することによって、必要以上に薬の売り上げを伸ばし、その結果、「疾患喧伝、病気づくり」につながっている、という指摘である。

Moynihan と Cassels は二〇〇五年、著書 *Selling Sickness* で、うつ病をはじめ、高血圧や更年期障害、骨粗しょう症など、病気づくりのターゲットとされている疾病・障害を取り上げ、「疾病啓発」を隠れ蓑に、製薬会社が薬を広告・宣伝し、またその過程で患者数を実際よりも多く見積もったり、「病気のリスク」を「病気」にすり替えたりしながら、市場拡大のために新たな病気をつくっているとして、製薬会社の手法を痛烈に批判した（Moynihan and Cassels 2005）。

また、第3章で述べる操作的診断基準の導入による診断範囲の広がり、つまり軽症例を中心にうつ病と診断される患者が増えていることをはじめ、ＳＳＲＩなどの薬のブランド化、さらにうつ病という病気そのものをマーケティングしようという製薬会社の総合的な戦略が、Disease Mongeringをより容易にし、加速させているという見方もある(田島 二〇〇八)。
日本では、製薬会社のマーケティング戦略としての疾病啓発キャンペーンが積極的に展開された結果、特に軽症うつ病の患者数が急激に増加しているという指摘もある(冨高 二〇〇九)。すなわち、実際にはうつ病罹患者ではない人たちが医療機関を受診し、「うつ病」と診断され、薬物治療を受けている可能性も否定できないということである。

注

(1) 新規抗うつ薬の一種で、シナプスにおけるセロトニンの再吸収に作用することでうつ病の抑うつ症状や不安などの改善を目指す内服薬。現在、日本ではフルボキサミンマレイン酸塩(製品名:デプロメール、ルボックス)、パロキセチン塩酸塩水和物(製品名:パキシル)、塩酸セルトラリン(製品名:ジェイゾロフト)、エスシタロプラムシュウ酸塩(製品名:レクサプロ)が承認を受け、医療用医薬品として発売されている(高久・矢崎 二〇一〇)。
(2) DDDs/一〇〇〇人/日とは、一日に、人口一〇〇〇人あたり、何人分の抗うつ薬が処方されているかを示す数値である(DDD=defined daily dose)。
(3) 薬事法で禁止されているDTC広告とは、顧客を誘引する意図が明確な広告、商品名が明示された広告、一般人が認識できる広告、を指す。ただ例外的に、ジェネリック医薬品に限り、医薬品そのものの広告が出ている。

第3章　うつ病の操作的診断

第1節　ＤＳＭの操作的診断基準

◉ＤＳＭ-５の「うつ病」とは

現在、うつ病の国際的診断基準として代表的なものが、二〇一三年に米国精神医学会（ＡＰＡ）が策定した診断・統計マニュアル "Diagnostic and Statistical Manual of Mental Disorders, 5th edition＝DSM-5" である。ＤＳＭは一九五二年に初版が出されて以降、改定を重ねてきたが、旧来の「病因」、すなわち病気の原因に基づく分類から、症状を中心とした「操作的診断基準[1]」を採用したのは、一九八〇年に出版された「ＤＳＭ-Ⅲ[2]」からである。日本では、ＤＳＭ-Ⅲを契機にＤＳＭに基づく診断基準を採用し始めるようになり、一九九〇年代には精神医療の臨床現場に広がった。ＤＳＭ-５は国際的な比較検討を含め、研究用の診断基準としても使用されることが多い。

操作的診断基準では、「病因」ではなく、「症状」を重視し、疾患を診断する基準を設けた。具体的な症状がきめ細かに示された診断基準をもとに、該当する症状の数や持続期間、同一持続期間内に存在する一定数の症状などによって精神疾病・障害を分類し、診断する点に大きな特徴がある。

例えば、DSM-5によると、分類では「抑うつ障害群」の中の「うつ病(大うつ病性障害)(Major Depressive Disorder)」として、その診断基準は、「ほとんど毎日の不眠または過眠」、「ほとんど毎日の精神運動焦燥または制止」、「ほとんど毎日の疲労感、または気力の減退」など九つの症状のうち、少なくとも一つは「抑うつ気分」か「興味または喜びの喪失」を含み、五つまたはそれ以上の症状が「同じ二週間の間に存在し、病前の機能からの変化を起こしている」などとされている(APA 2013=二〇一四:九〇—九三頁)。

◉国際的疾病分類ICD-10

なお、ほかに国際的な疾病分類として、世界保健機関(WHO)の"International Statistical Classification of Diseases and Related Health Ploblems=ICD"がある。第一〇回目の改訂版である現行のICD-10は一九九〇年の世界保健総会で採択されたが、ICD-10のうち、第五章「精神および行動の障害」(WHO 1992=二〇〇五)の日本語翻訳版が出版されたのは一九九三年である。

ICD-10は定期的に改正が行われており、日本では現在、二〇〇三年版に準拠した「疾病、傷害及び死因の統計分類」を作成し、厚生労働省の「患者調査」など統計法に基づく統計調査などに使用されている。

精神障害に関するものについては、DSMの影響を受けて操作的診断を採用しているが、うつ病は、DSM-5には存在しない「気分(感情)障害」内に「うつ病エピソード(Depressive episode)」として分類されている。各症状を記述的に説明するとともに、操作的診断基準に柔軟性をもたせている点がDSMとは異なる特徴であるという(笠原・山下・広瀬 一九九三)。

なお、ICD-11が二〇一九年五月の世界保健総会で承認された。精神疾患・障害はこれまでの第五章から第六章「精神・行動・神経発達の疾患」に変更される見込みで、「強迫症および関連症群」や「強迫的性行動症」などが新たに加わるほか、「性同一性障害」が「性別不合」に名称変更されて分類上も精神疾患でなくなるなど、大幅な変更が予定されている。

第2節　日本における伝統的診断方法

◉病因に基づく診断

まず操作的診断基準が採用される以前、日本でうつ病の診断がどのような方法で行われていたのかについて、歴史的にさかのぼりながら整理したい。

日本では操作的診断基準が採用され、臨床に浸透するまでは、うつ病診断は基本的に病因論に基づいており、うつ病を引き起こす原因として主に三つに分類されていた。多忙な職場環境でのストレスや家族を失うといった喪失体験などの心理的ストレス、精神的葛藤などから引き起こされる「心因性（反応性）」、遺伝要因や体質など生得的な内部的要素に起因しつつ、心因性と同様、心理的ストレスや喪失体験をきっかけに発症する「内因性」、そして脳や身体の病気が原因で発症する「身体因性」、である。

◉笠原・木村分類

精神病理学の研究では一九七〇年代、「内因性」と「心因性（反応性）」の二大分類が主流となっていた（野村 二〇〇六）。そうしたなか、笠原と木村は一九七五年に新たなうつ病に関する臨床分類を発表する（「笠原・木村分類」と呼ばれる。笠原・木村 一九七五）。その分類は、「病前性格」や家族背景、発病状況、病像、治療への反応、経過など多くの因子をセットとして類型診断を行い、さらに治療の選択や予後の推定などを可能とするものであった。それまでの病因論を排除するのではなく、内因性と心因性の二分法を避けたうえで、病前性格や性格、状況などの「反応型」分類を重視している点、さらに類型のそれぞれに軽度から重度の段階を設けた点に特徴がある。六分類した病前性格では、「Ⅰ型・メランコリー親和型うつ病」、「Ⅱ型・循環型うつ病」、「Ⅲ型・葛藤反応型うつ病」などと分類した。

メランコリー親和型のⅠ型は、病前性格にメランコリー親和型、もしくは執着性格を持つが、転勤、昇進など職場環境の変化や家族成因の移動など生活状況変化に際して発症し、病像は典型的な内因性うつ病というケースである。それ以前からも「心因性（神経症性）うつ病」などうつ病の発症に心理的体験が関与しているとされる研究はなされてきたが、さまざまな要因、背景を考慮したうえでの多面的な診断方法という新機軸を打ち出し、精神医療の臨床現場でも一定の支持を集めた（大森 二〇〇五）。

操作的診断基準が主流となった現在でも、特にベテラン医師の中には、病因論に基づく診断、病前性格などの反応型を重視した「笠原・木村分類」を臨床現場で用いている者は一定割合、存在するとみられる。

◉新たなうつ病概念

このほか、日本の精神病理学では、これまで述べてきた伝統的なうつ病分類とは異なり、また現行の操作的診断基準の分類名とも別に、現代的な抑うつ状態を新たな「うつ病」概念として捉えようとする動きもある。一九七〇年代後半に「逃避型抑うつ」が発表されて以降、操作的診断が臨床で浸透し始めた後も、一九九〇年代初めに「現代型うつ病」、一九九〇年代半ばに「未熟型うつ病」、二〇〇〇年代半ばに「ディスチミア親和型うつ病」などがそれぞれ提示された（松本 二〇一八）。

第3節　操作的診断の功罪

うつ病診断は時代とともに変容を遂げてきたが、操作的診断基準の導入については、国際的な診断基準が設けられたことによるグローバルな研究の発展など精神医学の発展に寄与するという前向きな見方がある一方で、そのデメリットも指摘されている。まず、病因論を排した点の問題点や、研究用診断基準の臨床への応用に疑問を呈するものである。

山下は、DSM-Ⅲからの操作的診断基準の登場によって、精神疾患が「共通の言葉で語れるような診断基準」ができたことは非常に重要なことであるとしたうえで、「臨床的な研究、臨床の実際に、ときには妨げになっている場合もある」という考えを示し、もともと研究用につくられた診断基準であるDSMが一般の臨床にまで用いられ、疾患概念や疾患単位に応用されるようになったことに「多少の無理を生じている」と述べている（笠原・山下・広瀬　一九九三：八－九頁）。広瀬も、本来、研究のための共通の"criteria"という性質があることから、「何年かの経験を経た人が研究に携わるときに、それは非常に役に立つけれども、初学者がそれに臨床的な意味で頼りすぎる」点や、その基準をすべて満たさないような前駆的な症状や、家族を背景にした生育史上の問題などを考慮しないで、「横断的な症状だけで診断をしようと頼り過ぎてしまうということは、ちょっと困った問題ではないか」と指摘している（笠原・山下・広瀬　一九九三：九頁）。

中安は、本来は病像の質的差異から成因を診分けることがうつ病診療の基本であり、病因ごとにそれぞれの治療方針が大きく異なるにもかかわらず、「DSMで用意されている分類は、いささか煩瑣とも思える病像と経過の量的分類のみ」であり、「臨床診断基準にあらずして研究用対象選択基準にすぎず」と批判する（中安　二〇〇二：九九四—九九五頁)。

さらに、症状を訴える患者の増加が指摘されている軽症うつ病について、笠原は、「今、外来へたくさん来る軽いうつ病」について、DSMでは「表現しにくい」と指摘するとともに、軽症うつ病の特徴である、内因性うつ病の症状を持ちながらも、その全部が軽い、つまり一定の、決して深刻ではない誘因が前駆としてある病態をDSMの診断基準では捉えにくい、と述べている(笠原・山下・広瀬 一九九三:一四—一五頁)。

第4節 うつ病診断範囲の拡大

操作的診断基準の導入により、うつ病と診断される範囲が拡大したという指摘もある。

野村は、医師がうつ病と安易に広く診断している現状を批判し、「診断書が一人歩きし、現場に混乱が生じることがある」としたうえで、会社を長期間にわたって休み続ける人の中には「性格的な弱さやうつ病以外の神経症による場合もかなり多い」という問題点を指摘している。また、こうしたうつ病診断範囲の拡大が、「一般社会ではそれをさらに広げて解釈し、『自称うつ病』が広まる」といい、実際にはそうではないのに自らうつ病であると訴える「自称うつ病」の問題にまで言及している(野村 二〇〇八:一一頁)。

和田も、「常識的には精神障害と思えないようなもの」まで、「幅広く精神疾患と見なす傾向がある」点を指摘している。また、「生物学的精神医学」のトレーニングを受けてきた大学病院に勤務する精神科医は、学会での論文発表などでの有用性からDSMを重視し、その傾向は比較的若い世代ほど強い。一方で、「ベテランの臨床医の中には、こうした風潮に批判的な人も多い」という見解を述べている(和田 二〇〇八:五一—五二頁)。

さらに、精神科や心療内科の医師が、うつ病と安易に広く診断しているために、軽症のうつ病患者が増加しており、突き詰めれば、実際に増加しているのは医療機関で「軽症うつ病」と診断された「患者」であり、そうした人々がすべて真性のうつ病罹患者であるかどうかは疑わしい、という指摘もある（冨高 二〇〇九）。

うつ病をはじめ精神疾患・障害は、エックス線や血液、病理検査などによって診断が行われる他の疾患とは異なる特性を持つ。このため、診断基準をもとにしながらも問診が中心となるうつ病の診断、治療については、元来、医師それぞれの力量が問われ、能力の差によっては判断に相違が出やすい点は否定できない。

うつ病自体、その発病のメカニズムが完全には解明されておらず、また症状が軽症化、多様・複雑化の一途をたどるなか、ＤＳＭの操作的診断は客観性が高まり、医師間の診断のばらつきが軽減したようにみえて、医師の技量が問われることに変わりはない。むしろ、本章でもみてきたように臨床現場でうつ病と診断される症状の範囲が以前に比べて広がっているのであれば、医師にとって病気であるかどうかの線引きはなお一層、困難になってきているといえるだろう。

注

（1） 症状を重視し、疾患を診断する客観的で明確な基準を設け、症状の数や持続期間、同一持続期間内に存在する一定数の症状などによって疾患を分類し、診断する。

（2） その後、「ＤＳＭ-Ⅲ-Ｒ」（一九八七年出版）、「ＤＳＭ-Ⅳ」（一九九四年出版）、「ＤＳＭ-Ⅳ-ＴＲ」（二〇〇〇年出版）を経て、現行の「ＤＳＭ-５」（二〇一三年出版）に至る。

第4章　メディア報道の影響力

第1節　うつ病に関するメディア報道分析

メディア報道は時として、情報の受け手（オーディエンス）の認知や行動に大きな影響を与えるものである。「うつ病」に関しては特にその影響力を及ぼし、オーディエンスに、誰もがかかり得る「大衆的」な病であると広く認識させ、受診行動に至らせているのではないかという仮説のもと、より身近な媒体である新聞と一般雑誌の報道について、うつ病に関する記事の件数の推移と内容の特徴・傾向について調べた。

新聞は読売新聞を調査対象とし、読売新聞の記事データベースである「ヨミダス歴史館」を調査ツールとした。読売新聞を選んだ理由は、販売部数が朝刊の全国計で八〇二万七九六一部と、国内最大の全国紙であるためである。データベースには一八七四（明治七）年一一月二日の創刊号から現在までの記事が収録され、検索語を入力し、記事を検索できるしくみとなっている。調査では「うつ病（鬱病）」（精神疾患・障害、メンタルヘルス不調としての意味で使用されている「うつ」を含む）、が、本文、見出しに含まれている記事の掲載件数、記事内容の特徴・傾向の分析等を行った。いずれも朝刊と夕刊、全国版と各地域版を含むすべての記事を検索対象とした。

新聞とともに、大衆に身近な活字媒体として、学術雑誌や専門誌をのぞく、一般雑誌を選んだ。日本で最大級の一般雑誌を所蔵した民間図書館である大宅壮一文庫の、雑誌記事データベース「Web OYA-bunko」、並びにデータベース化される以前の一九八七年までのものについては「大宅壮一文庫雑誌記事索引総目録」を用いて調査した。大宅壮一文庫では一八七五（明治八）年から現在までに発行された、学術雑誌や専門誌を除く一般雑誌約八〇万冊を所蔵しており、このうち現在も刊行されている雑誌は総合週刊誌、女性誌、ビジネス誌、オピニオン誌、男性誌など約一万二〇〇〇種類である。大宅壮一文庫の雑誌記事データベース「Web OYA-bunko」も、キーワードを入力して記事を検索できるしくみで、「うつ病（鬱病）」（精神疾患・障害、メンタルヘルス不調としての意味で使用されている「うつ」を含む）を、記事本文、タイトル・見出しに含む記事を調べた。一九八七年以前の記事については「大宅壮一文庫雑誌記事索引総目録」を用い、「うつ病（鬱病）」が含まれる記事を調査した。

メディア報道分析の主たる対象時期はこの三〇－四〇年間に報道されたものだが、それ以前からの変遷をたどるため、新聞、一般雑誌ともに検索可能な最も古い時期までさかのぼって調査した。

第2節　「逸脱」から「大衆的」病へ

【新聞】

◉一九八〇年代まで——事件から日々のストレスと関連づけた報道へ

「うつ病」という言葉が現れる記事は、一八七八（明治一一）年に初めて登場する。それ以降、一九六九年までの九五年間の記事件数は、八六件だった。「うつ病の娘が新橋川で投身自殺」（一八七九年七月二五日朝刊社会面）など、明治・大正期、そして昭和の終戦前までは社会面での事件報道において、自殺当事者や殺人などの事件の加害者が患っていた病としての捉え方が大半を占めた。終戦後から一九六〇年代までは、医療・健康面などで医療情報として伝える記事が少しずつ増え始めるが、全体の傾向としては、「逸脱」的に扱う記事が目立った。

一九七〇年代（一九七〇―一九七九年）の記事件数は一〇三件だった。この時期は、従来の特徴に加え、専門家が読者（紙面では匿名掲載）の質問に答えるかたちの「人生案内」[2]欄でも、うつ病患者の家族らが相談する内容でうつ病がたびたび取り上げられるようになるなど、「逸脱」的傾向が徐々に弱まり、特殊な精神疾患としての意味合いは保ちながらも、少し対象者が広がり、「一般化」の兆しが見られ始める。

一九八〇年代（一九八〇―一九八九年）になると、記事件数は一九五件と、前の一〇年間の二倍近くに増える。読者対象者はさらに拡大し、それまでは事件報道以外では、うつ病患者や家族など限られた一部の「当事者」へのメッセージ性が強かった傾向が、労働者や主婦のストレス、悩みなどとうつ病の発症を関連づけ、受診や予防を促す内容の記事が掲載されるようになる。つまり、情報伝達のターゲットが以前よりも広がったといえるのである。「心の病」「メンタルヘルス」といった言葉と一緒にうつ病が語られ始めたのも、この時期である。これに伴い、掲載される面・ジャンルも、従来の事件報道、医療・健康情報、「人生案内」欄に加え、生活・くらし情報として、労働者や主婦の日々のストレスの増大などの話題、注意喚起を促す記事へと、広がっていくのである。

◉一九八〇年代末―一九九〇年代――「昇進うつ病」など造語的「病名」の登場

時代が平成へと移った一九八九年以降報道件数は高い伸び率を示し、一九九〇年代（一九九〇―一九九九年）の記事件数は五五九件で、前の一〇年間の約三倍に上った。一九八〇年代末から一九九〇年代の主な特徴は、会社員男性の「昇進うつ病」、主婦の「引っ越しうつ病」など、医学的な疾病分類にはない造語的「病名」が登場し、うつ病が社会的属性ごとに生活・労働環境の変化や社会現象と関連づけて述べられるようになる点である。掲載面・ジャンルはさらに広がりを見せ、女性面（旧婦人面）や解説面、特集面でも取り上げられるようになる。

例えば、一九八九年四月一五日女性面（東京夕刊五面）では、「引っ越しうつ病　新生活はあせらず、のんびり」という見出しで、専業主婦の三九歳女性が会社員の夫の急な転勤によって、二人の子どもの転校などたくさんの処理しなければならないことが一気にふりかかった末、うつ病になった事例を挙げ、次のように記事をつづっている。

うまくいかなくて当然なのに、「自分が至らないせいだ」と夜も寝ないで頑張り、へとへとになった。緊張の余り眠らない日が続くようになって、ついに「引っ越しうつ病」に。

また、一九九二年三月二三日生活・くらし面（東京朝刊一五面）では、「春に襲う心の病　まじめ社員ＳＯＳ　職場の悩みが八割　上手に遊び、ゆとりを」と題した記事を掲載。不動産会社に勤めるある五〇歳の男性が、残業や接待などで帰宅が毎日午前零時を過ぎるなど仕事人間の生活を続けた結果、心療内科医に「ストレス性うつ病」と診断され、治療を受けて回復した事例を紹介している。記事は心療内科医のコメントを通じ、バブル経済崩壊後の企業の人件費削減策によるポスト削減やＯＡ化の進行に伴う職務の個人主義化によって、サラリーマンのストレスが増え、うつ病発症につながっているという見方を示し、「昇進うつ症候群」なども心の病として現れ、症状を訴える人が増えていることを述べている。

◉一九九〇年代末―二〇〇〇年代――「自称うつ」など新たなスティグマづくり

一九九〇年代末を境に報道件数の増加は著しく、二〇〇〇年代の最初の一〇年間（二〇〇〇―二〇〇九年）の記事件数は二四三五件と、前の一〇年間の四倍強にさらに急増する。「大衆化」傾向が目立つようになった一九九〇年代のうつ病報道の傾向に加え、うつ病によって仕事を休む労働者の増加や、企業の予防・復職支援策、うつ病発症を伴う過労自殺などとの関連で報道されるケースが増える。二〇〇八年一一月九日医療・健康面（大阪朝刊一五面）の連載「過労死・過労自殺」では、「予兆、周囲見逃すな」と題し、「過労自殺はうつ病になっている人が目立つ」という精神科医の指摘を取り上げ、過労自殺を防ぐために家族や職場など周囲の理解を促し、相談先のリストを掲載している。

二〇〇八年五月二七日生活・くらし面（東京朝刊朝刊一七面）では、「うつ病、広がる復職支援　再求職など課題も」の見出しで、読売新聞が主要企業一〇〇社を対象に実施した復職支援の取り組みに関するアンケート調査結果を掲載し、一〇〇社のうち大半の九二社が、復職後の勤務時間を短縮する時短勤務や、復職前に短時間の試行的な出社をさせる「リハビリ出社」などの復職支援制度を設けていることを紹介した。一方、うつ病で休職した社員の復職をめぐっては、過半数が「いったん復職した者が、病気による休職を繰り返す」などの問題を抱えていることも明らかにし、職場復帰の難しさを指摘している。

さらに進行する「大衆化」傾向に加え、新たなスティグマづくりを印象づける記事が登場するのも特筆すべき点だ。それは「擬態うつ病」「自称うつ」といった言葉を用いて出現する。二〇〇二年二月三日医療・健康面（東京朝刊四面）の「擬態うつ病　落ち込みの思い込み」と題した記者コラムでは、「うつ病が身近な病気になってきた」と記述を始め、うつ病患者数急増の背景に「擬態うつ病」の出現があると分析し、ある精神科医の次のようなコメントを挙げている。

本当はうつ病ではないのに、そう思い込んでいる人が目立ってきた。抗うつ薬で治らないものの中に、たくさん含まれています。

この精神科医は「擬態うつ病」について、「人間としての苦悩に対し、甘えや弱さといった生き方の姿勢が、病気にすり替えられた〝自称うつ〟」でもあると指摘している。

また、二〇〇八年九月二九日医療・健康面（東京朝刊一六面）の医療連載企画「今時うつ病事情」の初回、『職場以外は活動的』増加」とタイトルの付いた記事では、企業と契約し社員相談にあたる産業カウンセラーの「近年、うつ病と診断されて面談する社員の印象が変わってきた」というコメントを紹介している。具体的には、従来はうつ病と言えば沈んだ気分が続き、何事にも意欲が湧かないのが主な症状で、患者は生真面目で手抜きができず、すぐに自分を責めるケースが多かったが、ここ数年面接する社員の多くには、従来とは異なる言動が出てきているとして、次のようにその特徴を示している。

「もっと私はできるのに」と周囲を責めたり、趣味など仕事以外では活動的になったりする。

そして、「職場を離れると元気になる」タイプとして、「職場うつ」という造語的「病名」を登場させている。この文脈からは、うつ病患者の変わった言動をクローズアップし、職場にとっては迷惑であるとも捉えられるようなニュアンスを含んでいるのである。

◉二〇一〇年代――パワハラなどと関連づけた深刻な職場の問題として

二〇一〇年から二〇一九年までに報道された記事は、三一八三件だった。二〇一一年をピークに件数はいったん減少した後、増減を繰り返している。二〇一〇年以降の傾向としては、うつ病が企業業績を揺るがし兼ねない、決して特異ではない「日常的」な職場での問題として取り上げられる機会が増えたことだ。これまでも過労自殺や復職の難しさなどは掲載されてきたが、当事者や家族の問題というよりは、企業側の経営上の問題として、うつ病にによる欠勤・休職者の増加や、出勤していても生産性が著しく低下した状態の「プレゼンティズム」などが、生産性の低下ばかりか、経済的損失も招く深刻な問題であるという捉え方である。

労働安全衛生法の改正により「ストレスチェック」制度が、二〇一五年一二月から従業員五〇人以上の事業場に導入が義務付けられる（従業員五〇人未満の事業場は努力義務）のを前に、新制度との関連で企業の負担増などの視点からの記事も多く、大企業を中心に企業が社内のメンタルヘルス制度を充実させているにもかかわらず、うつ病による休職者が減らないばかりか、逆に増えていることを問題視した記事もあった。

二〇一四年三月七日の社会面「精神障害で労災認定　パワハラで発症　急増」（大阪朝刊三六面）は、うつ病を中心とする精神障害による労災の請求・認定件数が近年、大幅に増えている現状を紹介したうえで、企業のメンタルヘルス対策だけでは、うつ病による休職者や労災認定増を減らしていくのは難しい実情を問題点として指摘している。

厚労省はメンタルヘルス対策を呼びかけ、大企業を中心に行われつつあるが、社内でのケアと相談窓口作り、医療・カウンセリングにつなぐことが柱で、職場の風土を改善するという方向性は弱い。

二〇一五年五月一六日の特集記事「スキャナー」（東京朝刊三面）の「ストレス診断　企業にも負荷　一二月義務化」と題した記事では、従業員の心理的な負担を調べる「ストレスチェック」の実施が企業に費用負担を強いるとともに、産業医との連携に課題があり、従業員側からは情報漏えいの不安などの問題点があることを紹介している。

診断には従業員一人あたり五〇〇―一〇〇〇円かかるとされるが、医師の面接診断なども含めると一人あたり数千円にふくらむ可能性もある。従業員数約二〇〇人のＩＴベンチャー会社の担当者は「予想以上に負担は大きい」と話す。

さらに、過重労働やパワーハラスメント（パワハラ）との関連でうつ病が取り上げられるケースが増え、特に二〇一六年以降は全国的にうつ病での労災認定、過労やパワハラでうつ病を発症し、自殺に至ったケースの損害賠償訴訟など、職場における非常に深刻な問題として、うつ病に関連したニュースを伝える記事が目立った。

二〇一七年七月一〇日の社説（東京朝刊三面）では、「パワハラ防止　企業は危機感を持って推進を」とのタイトルで、職場でのいじめ・嫌がらせなどパワハラ問題が次々と表面化するなか、「誰もが安心して働ける環境作りは、政府が掲げる『働き方改革』の基本である」としたうえで、「パワハラはうつ病の引き金にもなる」と述べ、最悪の場合はうつ病から自殺に至る恐れもあると、その深刻さをうつ病を取り上げて示している。

当然ながら、うつ病問題は民間の労働現場だけで起こっているのではない。

二〇一八年一二月二六日の社会面（東京朝刊第三社会面）、「教員『心の病』休職五〇七七人　公立校　多忙背景か高止まり」と題した記事は、うつ病などで休職した公立小中・高校などの教員が二〇一七年に五〇七七人と前年度に比べて一八六人増え、病気による休職者のうち六五％が心の病によるものであると紹介している。教員の精神疾患での休職者は急増しており、この二五年間で四倍強になったという。記事では教員が多忙でストレスを抱えていることを要因の一つとして指摘しており、文部科学省担当者の「働き方改革で業務を見直すことが必要」というコメントを掲載している。

読売新聞の一九九〇年以降の「うつ病」に関する記事件数の推移を図4-1に示した。

参考までに、読売新聞に次いで発行部数の多い朝日新聞も、うつ病報道件数は一九九〇年代を境に急増し、二〇〇〇―二〇〇九年は二六三四件と前の一〇年間（一九九〇―一九九九年は五一五件）の約五倍。二〇一〇―二〇一九年は二九五〇件で、読売新聞と類似した推移となっている（図4-2。朝日新聞の記事データベース「聞蔵（きくぞう）Ⅱビジュアル」を用いて検索）。

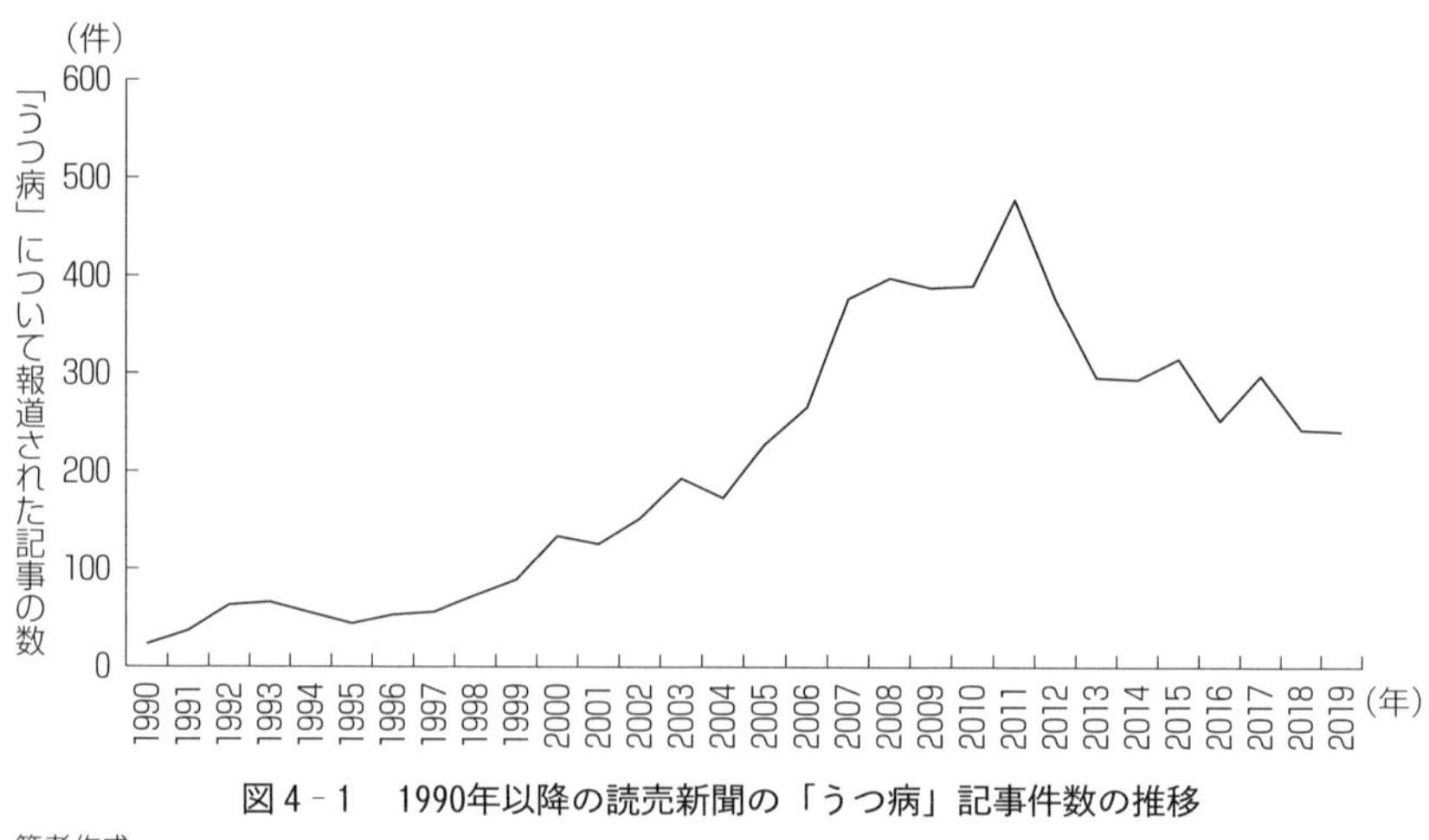

図4－1　1990年以降の読売新聞の「うつ病」記事件数の推移

筆者作成.

ただ、新聞一紙のみの記事件数と内容の特徴分析となった点は、妥当性や信頼性の点で不十分さが否めず、今後の課題としたい。

【一般雑誌】

◉一九九〇年代まで——特殊な精神疾患から一般的な病へ

「うつ病（鬱病）」に関連した記事の最初の掲載は、大正時代にまでさかのぼる。一九二一（大正一〇）年発行の『性と恋愛』に、「九大医学部に老人科を新設　陰鬱病や老衰者を若返りの妙薬で治療す」という見出しで、陰鬱病などを治療する診療科が新たに開設され、人間以外の他の動物の咽喉部にある甲状腺から抽出した成分をもとに開発した医薬品を投与するなどの治療法を報じている。

次に登場するまでに、第二次世界大戦を挟み、二七年もの時間を経る。終戦から三年後の一九四八年九月五日号の『週刊朝日』のコラム「抑鬱症」である。その後、一九五〇年代、一九六〇年代は報道がなく、一九七〇年代に二八件の記事があった。報道された雑誌のジャンルとしては政治、経済から事件、医療・健康、芸能まで幅広い分野の記事で構成する総合週刊誌が中心で、新聞のこの時期にもみられたように、殺人事件の犯人や自殺した当事

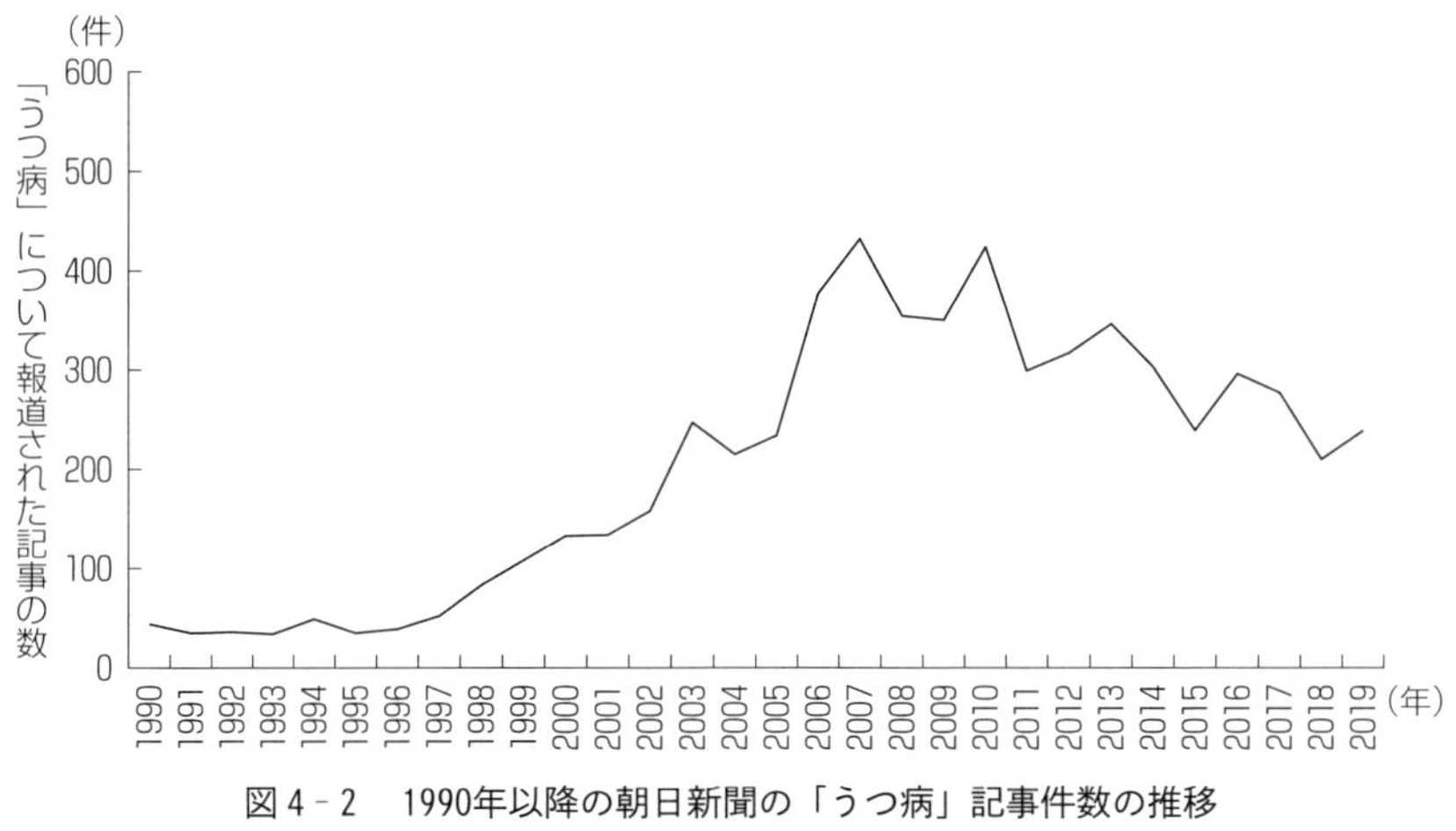

図4－2　1990年以降の朝日新聞の「うつ病」記事件数の推移

筆者作成.

者が患っていた病としての「逸脱」的な傾向が見られ、ほかではうつ病患者とその家族に向けた医療情報的な記事に大別される。

一九八〇年から一九八九年までに報道された記事は七四件であった。一九八〇年代に入り、特筆すべき特徴が現れ始める。それ以前の一部の人が罹患する特殊な精神疾患としての捉え方から、労働者や主婦まで、幅広く一般の人々がかかり得る病であるとして警告し、注意を促す取り上げ方への変容だ。記事が掲載された雑誌のジャンルも、総合週刊誌を中心にしながらも、読者層をある程度絞って、扱う内容も一定の分野に特化した女性誌へも少しずつ広がりを見せた。

一九九〇年代（一九九〇―一九九九年）の記事件数は二四〇件と、前の一〇年間（七四件）から三・二倍に急増する。一九九〇年代の報道の特徴は、一九八〇年代から現れ始めた「大衆化」傾向がいっそう顕著になることである。

「リストラうつ病」「主婦うつ」など社会現象や職業属性を付けた造語的な「病名」が続々と登場し、その要因として「ストレス」が語られ始める。バブル崩壊後の企業の人員削減など、厳しい労働環境との因果関係を指摘する記事も目立つようになる。うつ病は「心の風邪」という言葉・概念が記述され始めるのもこの時期だ。また、医療機関を受診せずとも、読者自身に自己や他者がうつ病であるかどうか、あるいはうつ病罹患の可能性がどの程度あるかなどについて判断を促す簡易な「自己診断チェックリスト」[3]を掲載するのが一種のトレンドとなる。この時期の特徴的な特集記事のタイトルを挙げると、「『リストラうつ病』が企業戦士と会社を蝕む」(『週刊朝日』一九九四年一二月三〇日号：一四六―一四九頁)、「失業鬱　リストラ退職に伴う精神的なダメージ」(『AERA』一九九八年八月三一日号：二〇―二二頁) などである。

◉二〇〇〇年代――キャッチーな言葉でセンセーショナルな報道

二〇〇〇―二〇〇九年の記事件数は一五二七件で、一九九〇年代の六・四倍まで著しく増加した。二〇〇〇年代に入ってからは、一九九〇年代からの「大衆化」傾向に拍車がかかるなか、私生活では元気だが仕事中だけ「うつ」になるという「うつ病セレブ」「九時から五時うつ」「偽うつ」「自称うつ」など、新たなスティグマづくりを印象づける特徴が高まっていく。また、「プチうつ」「結婚うつ」「不況うつ」などライフスタイルや社会現象と関連づけ、比較的軽いニュアンス、キャッチーなタイトル、言葉でセンセーショナルに伝える傾向も見られ、これも新種のスティグマをイメージさせるものである。

例えば、『日経トレンディ』二〇〇三年七月号(二二二―二二五頁)は、「プチうつでストレス社会を乗り切る」と題し、なんとなく落ち込んだり、軽いうつ気分を感じたりする症状を「プチうつ症候群」と名づけ、それが若い世代から中高年層までに増えていると述べている。

『週刊新潮』は二〇〇八年一〇月二〇日号(六一―六二頁)で「優雅な患者『うつ病セレブ』の脅威」というタイトルの記事を、作家としても著名な精神科医の寄稿として掲載し、最近、「仕事となるとうつ症状が強くなるが、趣味やレジャーはこれまで通り活発に行なえ、休職していることに罪悪感も抱かない」(六一頁)という「奇妙なうつ」が目立つようになってきたという。記事では、精神科でうつ病の診断を受け、三カ月休職することになった大手メーカーに勤務するTさんの事例を匿名で紹介し、その「奇妙」ぶりを次のように説明している。

休職に入ったTさんだが、週末に学生時代の仲間と続けていたテニスには、これまで同様、参加した。仲間は「無理するな」と心配してくれたが、テニスをやるのは気分転換にもなるし、プレイが始まるとうつなどウソのように快調な気分になった。（中略）Tさんが休んだ分、会社では同僚や部下がカバーに追われていた。「テニスには行けているらしい」という情報を聞きつけ、上司が「だいぶ回復したようだから、そろそろ仕事に」と電話をすると、Tさんは「これはリハビリですよ！ まだ仕事は早い、って主治医にも言われてます」と逆ギレ（六二頁）。

『宝島』二〇〇一年一二月二六日号では「急増中『擬態うつ病』の実態と恐怖」（四四―四五頁）というタイトルで特集し、ある精神科医の見解を紹介し、「擬態うつ病という現代病は、今後も増加の一途をたどるだろう」（四五頁）と推測している。そのほか、『私、うつだから…』の擬態うつ病、困った現状 見分け方チェックリスト付き」（『女性セブン』二〇〇二年一二月一二日号：四九―五一頁）など。

「擬態うつ病」報道は、従来の総合週刊誌や女性誌に加え、働き盛りの会社員を主な読者ターゲットとするビジネス誌へも広がっていく。ビジネス誌でのうつ病関連記事の掲載が増えた時期は、職場におけるうつ病患者、それに伴う欠勤・休職者の増加が問題視され始めた時期と重なる。

『読売ウイークリー』二〇〇七年九月九日号（一〇―一七頁）では、「『うつ』の実態と対策 『ニセうつ』の見破り方」と題した特集で、大手企業を対象にしたメンタルヘルス対策のアンケート調査結果を掲載し、うつ病を訴える社員のなかには「偽うつ」のケースも増えていることを指摘。あるジャーナリストの次のようなコメントを紹介している。

本当はうつではないのに、その（休職＝筆者注）制度をうまく利用して休み続けるという会社員が出てきています。偽うつ状態の怠け癖に慣れてしまって、職場復帰する意欲さえなくなってしまう。本当のうつ病患者にとっても大きな迷惑です（一六頁）。

このほかにも、「あなたも罹る『偽うつ病』の恐怖と見分け方」（『読売ウイークリー』二〇〇二年三月三日号：七八─七九頁）、「ますます増える現代病『擬態うつ病』これだけの症状」（『サンデー毎日』二〇〇二年一一月一〇日号：一三七─一三九頁）、「職場に蔓延する『九時から五時うつ』」（『日経ビジネス』二〇〇八年九月八日号：八四─八七頁）など、同様の記事が相次いで登場している。

さらに、『宝島』二〇〇九年三月号（一〇二─一〇三頁）では、「『擬態うつ病』という大罪!!」と題した記事で、擬態うつ病を、「自称うつ」のほか、「うつ病自慢」でもあると分析し、次のような言動をその特徴として挙げている。

うつ病としての扱いを周囲に要求する。時には猛々しく。うつ病という大義名分によって勝ち取った充実の休職生活を自慢げにブログに公開する人もいる（一〇三頁）。

◉二〇一〇年代──企業損失を招く「職場うつ」

二〇一〇年から二〇一九年までに報道された記事は、一〇五四件だった。二〇〇七年をピークに減少し、いったん二〇一二年に増加に転じた後、翌二〇一三年から再び減少傾向にある。一般雑誌は特にリーマン・ショック（二〇〇八年九月）以降、休刊（実質的な廃刊）が相次いでおり、報道件数の減少にはこうした業界動向も影響しているとみられる。内容については、「職場うつ」、「職場のメンタルヘルス」などの記事タイトルとともに、うつ病による休職者増、うつ病での労災認定の増加などが、企業の生産性低下や経済的損失も招く深刻なテーマとして取り上げられるようになる。

例えば、「『職場うつ』に備える　部下が突然会社に来なくなる⁉」（『THE21』二〇一四年五月号：四九―五六頁）、「困っていませんか、職場のうつ」（『週刊エコノミスト』二〇一〇年一一月二日号：七〇―八一頁）といった特集である。さらに、二〇一五年一二月からの「ストレスチェック」に焦点を合わせて紹介するとともに、企業の人事労務担当者や産業医などが対応に苦慮している現状なども掲載している。

『週刊東洋経済』二〇一五年一二月一九日号（三二―六七頁）は、「全ビジネスマンを巻き込む大騒動　ストレスチェックがやって来た！」のタイトルで三六頁にわたる大特集を掲載。「メンタル労災は一〇年で四倍」、「メンタル対策はもはや投資だ」などの見出しとともに、うつ病による欠勤・休職やうつ病を訴える従業員の増加が、企業の経済的損失につながる点を強調し、勤務していても生産性が著しく低い状態である「プレゼンティズム」問題も指摘している。

> 企業はこれまで、メンタルヘルス対策に支出したがらない傾向があった。それはメンタル不調者が〝ローパフォーマー〟であり、彼らに対する支出はコストだったからだ。それが近年は少しずつ、投資として理解され始めてきた。（中略）これは「プレゼンティズム」といい、病気による遅刻や休職など業務に就けない「アブセンティズム」よりも実は社会に与える損失が大きいという研究が複数ある（三五頁）。

また、『女性自身』二〇一五年七月二一日号（一五九頁）は、「心の病い（原文ママ）は人ごとではありません。働けない人への経済的支援とは？」と題し、特集記事を掲載した。うつ病などの精神疾患で労災を申請し、認定され

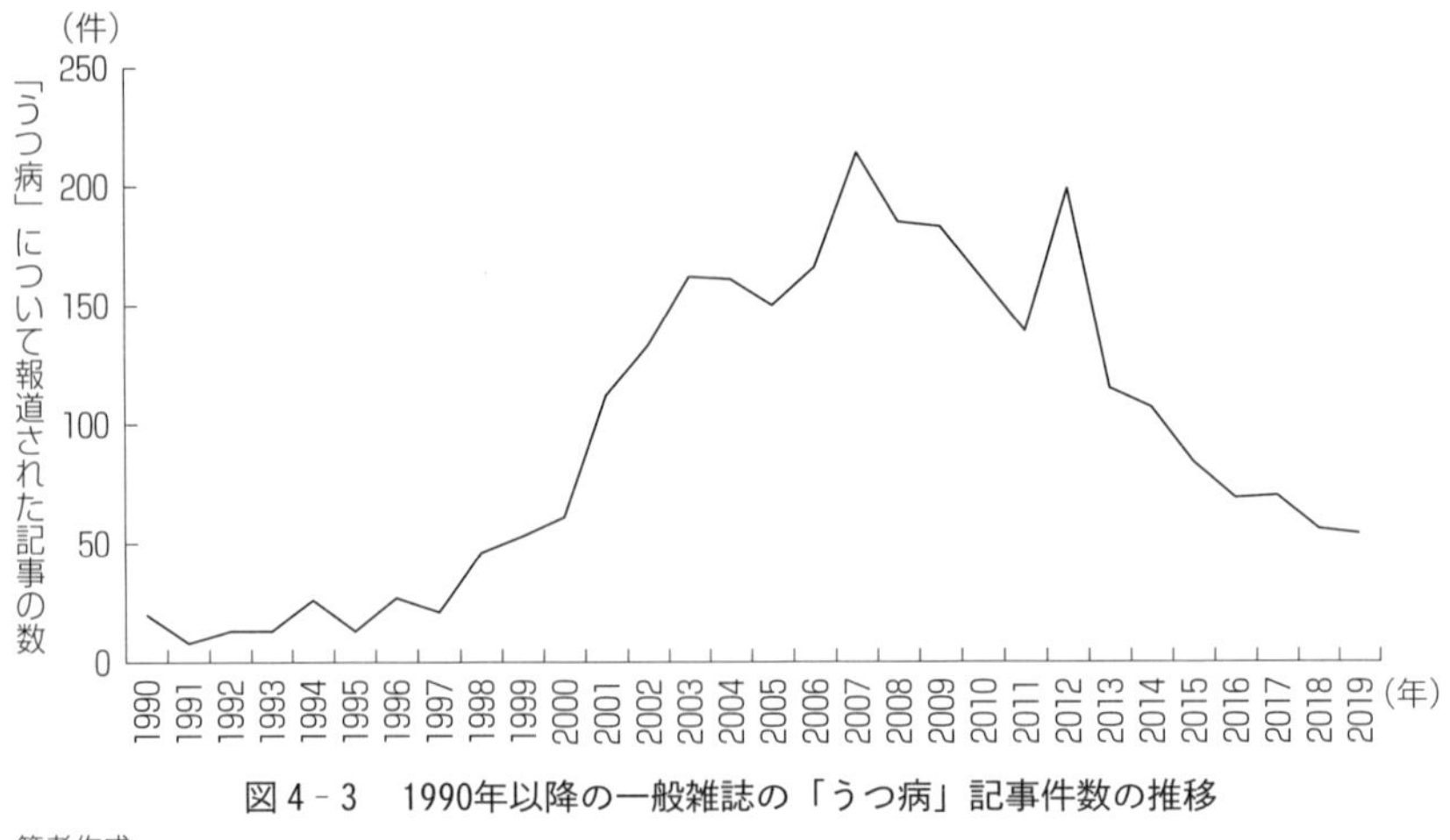

図4－3　1990年以降の一般雑誌の「うつ病」記事件数の推移

筆者作成.

た件数が過去最多となったことを紹介したうえで、生活経済に詳しい経済評論家が妻側にアドバイスをするかたちでこうコメントしている。

　夫が精神疾患になり、代わって妻が働くなら、夫の分の配偶者控除を受けることができます。会社員の方は勤め先に、自営業の方は確定申告の際などにご相談を（一五九頁）。

『週刊エコノミスト』二〇一七年一〇月三一日号（五〇―五三頁）では、職場にいるような負荷をかけた独自のプログラムで職場復帰を支援する企業を取り上げ、代表のインタビューをメインに、「うつで仕事を離れてもリハビリ次第で働けます」という言葉自体を見出しにしている。「復職支援」といううつ病などで休職している労働者側に焦点を合わせるかたちをとりながらも、記事の最後では「働く人の精神面のケアは、コストではなく長期的な投資として企業全体で、しっかりと取り組むべき課題です」（五三頁）と、企業側に課せられた問題として、適切なメンタルヘルス対策を求める代表のコメントで記事を締めくくっている。

　一般雑誌の一九九〇年以降の「うつ病」に関する記事件数の推移を**図4-3**に示した。

第3節　社会的意味づけとオーディエンスの認知・行動

◉逸脱と定義する社会の「まなざし」

新聞と一般雑誌の報道分析をもとに、メディアがオーディエンスの認知や行動に及ぼす影響について考察すると、メディアがうつ病報道において、かつての「逸脱」から、記事中にも頻繁に登場した「心の風邪」に象徴されるような「大衆的」病へとうつ病のイメージを変容させ、さらに新たなスティグマまで生成してきたことはすなわち、メディアがうつ病の社会的意味づけを行ってきたと捉えることができる。その結果、情報の受け手である人々が実際にはうつ病ではないにもかかわらず、自身がそうであると思い込み、またはそうでないとはわかっていても、ストレスの多い職場から逃れるために、受診行動に走っている可能性も否定できないのだ。

ではなぜ、メディア報道はオーディエンスの認知や行動にそこまで影響を与えるのか。精神疾患と逸脱、「こころ」などをキーワードに考えてみたい。

その答えを導く一つのヒントが、Beckerが提唱したラベリング理論である。Beckerは、社会が規制を設けて特定の人々に適用し、「アウトサイダーのラベルを貼ることによって、逸脱を生みだす」と説いた（Becker 1973＝二〇一一：八頁）。うつ病など精神疾患はBeckerやScheffらが研究対象としたものだ。Scheff（1966）によると、周囲の者は精神疾患のある人に対して伝統的な狂気のステレオタイプに基づいた集合的な認識や働きかけをするが、そのプロセスで新聞などメディアは、大衆が伝統的なステレオタイプを放棄できない原因をつくっているという。

これらの理論・概念を現代社会におけるメディアとオーディエンスの関係性に当てはめて考察すると、メディアは逸脱のラベリングにおいて主要な役割を担い、また人々の意識にまで入り込んでステレオタイプを植え付け、行動させているとも考えられるだろう。つまり、逸脱、スティグマの成立には、特定の人々を逸脱者、スティグマの対象者として定義しようとする他者、社会の「まなざし」が不可欠であり、そのまなざしの形成にメディアは少なからず影響を及ぼしているのである。

◉心理学化する社会と「こころ」を語るメディアの影響力

もう一つの答えを導き出す手立ては、「社会の心理学化」である。樫村によると、社会の心理学化とは、「教育・福祉・家庭など社会の様々な領域で心理療法の技術が多く使用されるようになり、文化の中で心理療法的言説の比重が大きくなってくるような事態」を指す（樫村 二〇〇三：二二九頁）。この視座からさらに発展させて考察すると、人々の孤立化が進む現代社会では、その穴を埋める媒介が「こころ」に象徴されるような心理療法的言説となる。心理学化する現代社会において、メディアが共同体的な対人関係が育まれるべき世界に取って代わり、「心の病」を語るメディア・メッセージが人々の認知、行動に与える力というものがなおいっそう強まっていると考えられる。

報道内容は、新聞社やテレビ局などの報道機関の情報発信意図や、センセーショナリズムへの傾倒などメディア側の問題だけでなく、その時々の社会状況の影響を受けるものである。うつ病報道が「大衆的」、「日常的」色彩を帯びるようになった要因を、送り手側だけの問題として片づけることはできない。長時間労働など過酷な職場環境によるストレス増、うつ病による欠勤・休職者の増加、うつ病を中心とする精神障害による労災請求・認定件数の増加、製薬会社による疾病啓発キャンペーンの活発化など、さまざまな社会的要因も影響しているといえる。

また、オーディエンスによるメディア・テクストの受容過程、意味の生成にも目を向ける必要がある。一九七三年にHallが示した「エンコーディング／ディコーディング」モデルによると、メディアを介してやりとりされるメッセージは、まず発信者によってエンコード（記号化）されるが、それは受信者によって比較的自律的にディコード（記号解読）されるという（Hall et al. 1980）。つまり、メディア側が特定の意図を持って情報を発信しても、オーディエンスはその意図された通りに情報を受容、解読するのではなく、一定の自律性を保持し、対抗的に情報と向き合うこともあるというわけである。

その後も、能動的な受け手に着目したオーディエンス研究はさらに進化を続けている（大石 二〇一六）。インターネットやSNSなどソーシャル・メディアが隆盛した現代社会においては、なおさらオーディエンスが能動的になっており、情報の受信者自らがうつ病の「大衆化」プロセスに参画しているという視座も必要である。

第4節　新たなスティグマづくりとセンセーショナリズム

本章では、新聞と一般雑誌のうつ病に関する報道について、記事件数の推移と、記事内容の特徴・傾向を調査・分析した結果、メディアはうつ病の「大衆化」プロセスにおいて一定の影響を及ぼすとともに、「自称うつ」「偽うつ」など〝詐病〟を推測させる言説を流布し、新たなスティグマを生成している可能性があることがわかった。一般雑誌はインパクトのあるキャッチーなタイトルや言葉を使うなど、新聞に比べると、「大衆化」もスティグマづくりも参与の度合いが高かった。媒体特性として、センセーショナリズムに傾倒しやすい傾向が影響しているものと考えられる。報道された記事件数については、新聞、一般雑誌ともに日本で新規抗うつ薬のSSRIの販売が始まり、うつ病患者数、うつ病を中心とする精神障害による労災認定件数とともに増加し始める一九九〇年代末を境に急増しているのが特徴だ。

中根秀之・吉岡・中根充文（二〇一〇）は、うつ病と統合失調症にかかっている当事者と接触する際の態度（社会的距離）について、日本とオーストラリアの比較調査を行った。調査結果によると、日本人は、オーストラリア人と比較し、うつ病、統合失調症どちらも、当事者との接触に否定的考えが強く、社会的距離が大きかった。こうした日本人の特性を踏まえると、うつ病報道の「大衆化」傾向の過程で生成される新たなスティグマが、従来備わっているオーディエンス側の認識や態度に拍車をかけているという見方もできるだろう。

近年、うつ病による休職者の増加が企業ばかりか、国の経済的損失も招く重要課題と捉えられるようになった。それをメディアが「職場うつ」などの刺激的でキャッチーなタイトルを付けて報道し、職場という日常でうつ病が広がっているという言説を流布する。これが少なからず影響し、企業はメンタルヘルス不調者への休職制度の充実など対策に力を入れることになるが、それと同時に、自らうつ病を訴えて医療機関を受診し、うつ病診断を受けて休職する労働者が増える、というアイロニカルな現象が起こっている。

うつ病をめぐる新聞と一般雑誌報道は、情報、知識を広めることによって、人々が精神科等の精神疾患・障害を扱う診療科を以前よりも受診しやすくなったという面では評価できる。しかしながら、その功績を超えて、メディアはうつ病が社会に広く浸透し、「誰もがかかり得る病」であるというメッセージを送り続け、うつ病の社会的意味づけを行ってきた。うつ病が身近な病として「大衆化」されたことで、かつての「逸脱」的なスティグマが薄れた一方で、それに取って代わり、新たなスティグマが生成されている。ますます能動的になるオーディエンス、心理学化する社会の状況、さらに「心の病」を伝えるメディア・メッセージの影響力の大きさを十分に考慮したうえで、マス・メディアなど情報発信者には、慎重で真摯(しんし)な報道姿勢が今、求められている。

注

(1) 販売部数の数値は、二〇一九年五月現在。二〇一九年六月一五日発行の「新聞発行社レポート」(日本ＡＢＣ協会)による。読売新聞の次に多いのは朝日新聞で、同レポートによると、同じく二〇一九年五月現在、朝刊の全国計で五五一万五六四六部。

（2）新聞各紙、「人生案内」「人生相談」など名称は異なるが、同様の欄を設けているケースが多い。

（3）「自己診断チェックリスト」は、「一日の大半が沈んだ気分」「夜寝つきが悪い」「何事にもやる気が出ない」など比較的簡易な言葉で症状が箇条書きされたリストにチェックを入れ、その合計点数で「うつ病」、「うつ病の可能性が高い」、「うつ病予備軍」、などの診断結果を誌面上で得られるものである。

第5章　うつ病休職者の社会的要因の探索
――インタビュー調査から

第1節　うつ病休職者の心理に迫る

　ここまで、日本で新規抗うつ薬ＳＳＲＩが発売された一九九〇年代末以降、うつ病患者数（受療者数）やうつ病を中心とする精神障害による労災認定件数が増加していること、またメンタルヘルス不調者に対する企業内制度の整備が進む一方で、うつ病による休職者は減るどころか、増加の一途をたどっていることなどを国や民間の調査研究機関の調査結果をもとに整理した。さらに、新聞と一般雑誌のうつ病に関する記事が、「逸脱的」病から「大衆的」病として捉える報道へと内容が変容してきたことなどについて分析した。

　そうして、本章と次の第6章はうつ病休職者増加の背景にある社会的要因、すなわち「社会的うつ」存在の可能性を多角的に検証する、本書の中核をなす独自調査である。うつ病による休職を経験した人たちを対象にした半構造化インタビュー調査（第5章）と、このインタビュー・データから類型化して開発したケースの再診断（第6章）という二つの調査で構成している。

　なぜ、うつ病による休職者が増加しているのか、さらに企業がメンタルヘルス対策の充実を図っているにもかかわらず、うつ病による休職者が減少しないのかについて、社会的要因に焦点を合わせた検討はこれまで十分に行われてこなかった。この点を解明するには、うつ病を訴えて休職する当事者本人の心理や意図、さらにはうつ病休職者の診断、治療にあたった主治医の対応等を探ることが不可欠であると判断し、二〇一五年八月から二〇一六年六月の間、うつ病で休職した経験のある人たちを対象に、半構造化面接法によるインタビュー調査を実施した。

◉対象者

三〇歳代―五〇歳代の民間企業に勤める正社員[1]の会社員男女、計五〇人。「うつ病」の診断書を会社に提出し、一週間以上（平均一カ月、二―六週間）会社の制度を利用して休職した経験のある者。[2][3] 調査実施時点で、うつ病による休職から職場復帰して半年から約二年が経過し、調査対象者本人がうつ病は治ったと認識している人（主治医から治癒を告げられ、薬物療法など治療を受けていない人。一部、主治医から寛解[4]に達したと告げられた後、投薬は行わず、経過観察のみ続けている人も含む）たちである。調査対象者は男性二六人、女性二四人。年齢（調査当時）は三〇歳代一七人（男性九人、女性八人）、四〇歳代一七人（男性八人、女性九人）、五〇歳代一六人（男性九人、女性七人）。居住地は関東と関西を中心に全国で、会社の業種・規模、職種はできるだけ偏りのないよう配慮した。

◉調査方法

事前に共通の基本質問項目を郵便、またはEメールで被調査者に送り、調査当日はまず共通質問をした後、回答に対して柔軟に対話を展開していった。調査場所は被調査者の居住地域を訪れて公民館など公的施設の談話室を事前予約して使用するか、または有料の民間貸しスペースを借りて実施した。

共通の主な基本質問項目

①自覚症状や「うつ病」診断までの経緯・状況
②休職までの経緯・状況／所属企業のメンタルヘルス制度充実度と制度利用の動機
③症状が発症した要因の自己分析
④休職中の治療・過ごし方
⑤復職までの経緯・状況
⑥復職後の職場環境や状況
⑦自身のうつ病と仕事、会社（職場）との関係
⑧症状自覚までのうつ病に関する事前知識

以上について回答を求めつつ、自由回答形式で柔軟に質問し、対話を進めた。一人あたりに要した時間は三―五時間であった。被調査者の了解を得て録音したデータと、表情やジェスチャーなど身体言語（非言語）の反応も含め、調査中に書き留めた記録ノートを分析対象とした。大半が一回の面接によるインタビューであったが、必要に応じて、二回重ねたケースもあった。

なお、調査実施にあたり、インフォームド・コンセントの理念に基づき、対象者一人ひとりにプライバシー保護や人権尊重、一定期間経過後のデータ消去、途中で調査協力を拒否する権利等、倫理的配慮の詳細について書面と口頭で十分に説明したうえで、全員の調査参加同意を経て実施した。

第2節 「うつ病」診断を求める患者と主治医の対応

◉主要な七つの特徴

インタビュー・データから、調査対象者である患者の心理・意図をはじめ、データの「語り」から浮かび上がった主治医の対応と推測される主治医の意図、さらには産業医の対応と推測される産業医の意図等も含めて分析し、次の主要な七つの特徴を導き出した。

(1) 患者[5]は、ストレスや悩みの強い職場環境から逃れるために、会社を一定期間休みたいと考え、休職するためにうつ病診断を希望していた。

(2) 患者が休職するためにうつ病診断を希望する度合いは、患者が勤務している会社でメンタルヘルス不調者への休職制度が整っている場合はより強く、企業内制度がうつ病診断を欲する気持ちをさらに後押ししていた。

(3) 患者が休職するためにうつ病診断を希望する背景には、メディア報道や製薬会社の「疾病啓発キャンペーン」を通じて「うつ病は誰でもかかることがある風邪のようなもの」といった、うつ病を身近な病として捉える認識があった。

(4) 主治医[6]は、うつ病診断により休職したい、ストレスや悩みの多い職場環境から逃れたい、という患者の希望を、DSM-5などの診断基準による判断よりも重視し、うつ病診断を出していた可能性がある。

(5) 主治医は、DSM-5などの診断基準に該当しなくとも、薬(抗うつ薬)を処方したいために、うつ病診断を出していた可能性がある。

(6)産業医は、患者に早期の職場復帰と治療終了を求めていた。背景には、従業員である患者の職場復帰後のキャリア形成を考慮、休職の長期化に伴う生産性低下の回避、主治医の診断に疑念、などの可能性がある。

(7)産業医は、主治医の診断や治療方針・経過を鵜呑みにし、従業員である患者から直接、症状や改善状況などをほとんど聞くことなく、産業医自身の判断や主治医への意見を避けていた可能性がある。[7]

◉八六%が「うつ病」診断基準に該当せず

インタビュー対象者が語った自覚症状の詳細について、筆者がＤＳＭ-５のうつ病の診断基準に照らして検討した結果、四三人（八六・〇％）が該当しなかった。ＤＳＭ-５のうつ病の診断基準は、(1)抑うつ気分、(2)興味または喜びの著しい減退、(3)優位の体重減か増加、または食欲の減退か増加、(4)不眠または過眠、(5)精神運動焦燥または制止、(6)疲労感または気力の減退、(7)無価値観または過剰な罪責感、(8)思考力や集中力の減退、(9)死についての反復思考、反復的な自殺念慮、または自殺企図（いずれもほとんど毎日の）、のうち五つ以上の症状（うち一つは(1)か(2)を含む）が同じ二週間の間に存在し、病前の機能から変化を起こしている、などとなっている（APA 2013＝二〇一四：九〇―九三頁）。この九割近くがうつ病診断に該当しないという結果は、診断基準を精読したうえで、本章のインタビュー対象者と関わりがなく、第6章の再診断にあたった医師とも別の複数の精神科医、心療内科医の助言・指導を受けながら行ったものではあるが、医師ではない筆者が行ったものであり、限界があることを述べておきたい。

なお、第3章でも先述したように、国際的な診断基準には他に、世界保健機関（ＷＨＯ）によって公表されているＩＣＤ-10も存在する。これは疾病や死因の国際的な統計分類であり、日本においては統計法に基づく統計調査などに使用されている。ICD‐10は各症状を記述的に説明するとともに、操作的診断基準に柔軟性をもたせている点が特徴である（笠原・山下・広瀬 一九九三）。DSM‐5、ICD‐10いずれの診断基準も医師間の診断の差をなくす姿勢が貫かれ、発生原因を問うことなく、現れている症状から疾病名を判断することは共通している。一方で、DSM‐5は、国際的な比較検討を含め、研究用の診断基準としても使用されることが多い。本書の独自調査（第5章、第6章）においては、ICD‐10よりも適していると判断し、DSM‐5を使うことにした。

◉主要な特徴を導き出すプロセス

先に述べた主要な七つの特徴を導き出すプロセスにおいて、主要な患者の気持ちや考えと、主治医の対応と推測される意図、産業医の対応と推測される意図について、**1．患者がうつ病診断を強く希望している、2．主治医が積極的にうつ病診断を出している、3．産業医が早期の職場復帰と治療終了を求めている、4．産業医が主治医の診断等を重視し過ぎ、鵜呑みにしている、**に分類した。この四分類の中でさらに視点や要素、切り口の違いから細かに分類したのが**表5‐1**である。それぞれ、主要な七つの特徴のどれに対応しているかを示している。

◉患者と主治医、産業医の関係性

患者と主治医、産業医ごとの分類とそれぞれの関係性を**図5‐1**に示す。

◉特徴的なフレーズ

また、これまで述べた主要な七つの特徴を導き出すまでのプロセスにおいて、インタビュー対象者が語った特徴的なフレーズ（語句や言い回し等）を同じ、あるいは類似した概念ごとに分類してカウントし、示したのが**図5‐2**で

表5-1　患者の心理や主治医，産業医の意図など4分類

患者の心理と主治医，産業医の推測される意図	対応する主要な特徴
1．患者がうつ病診断を強く希望している	
〈1〉うつ病診断によって会社を休みたい 〈2〉うつ病診断でストレスや悩みの多いつらい職場環境から逃れたい	(1)
〈3〉会社のメンタルヘルス不調者への休職制度が整っているため，制度を利用して休職しやすい	(2)
〈4〉メディア情報からうつ病は誰でもかかり得る「心の風邪」のようなものという認識があった 〈5〉うつ病と診断されて安堵したい（うつ病なら一般的な病だとメディア情報を通して思っていたため）	(3)
2．主治医が積極的にうつ病診断を出している	
〈1〉うつ病診断を希望している患者の希望を尊重（ストレスの多い仕事を休むことが患者のためになる） 〈2〉メンタルヘルス不調者への休職制度が整っているため，うつ病診断で休みやすい（復職後も働きづらくなりにくい）	(4)
〈3〉薬（抗うつ薬）を処方したいため（先に薬ありきの診断）	(5)
3．産業医が早期の職場復帰と治療終了を求めている	
〈1〉キャリアへの影響を考慮して 〈2〉休職長期化による生産性の低下を防ぐため 〈3〉主治医の診断，治療方法等に疑念を抱いている	(6)
4．産業医が主治医の診断等を重視し過ぎ，鵜呑みにしている	
〈1〉産業医としての役目を果たさず，主治医との連携も取れていない	(7)

筆者作成.

ある（一人につき複数該当あり）。

計五〇人のインタビュー対象者のうち、インタビュー対象者自身が語った自身の思い・心理として、「会社を休みたかった」（「仕事を休みたかった」「出社したくなかった」等、同概念のものを含む）が四二人（八四％）と最も多く、次いで、「診断書がほしかった」（「〔うつ病など病気であると〕診断してほしかった」「うつ病など病気である〕証明書がほしかった」等を含む）が四一人（八二％）、「社内制度が整っている」（「会社でメンタルヘルス対策が整備されている」「メンタルヘルス不調による休職制度が整っている」等を含む）が三八人（七六％）、「うつ病は誰でもかかる」（「うつ病は心の風邪のようなもの」「うつ病は一般的な心の病」等を含む）が三〇人（六〇％）の順だった。

インタビュー対象者が感じた主治医

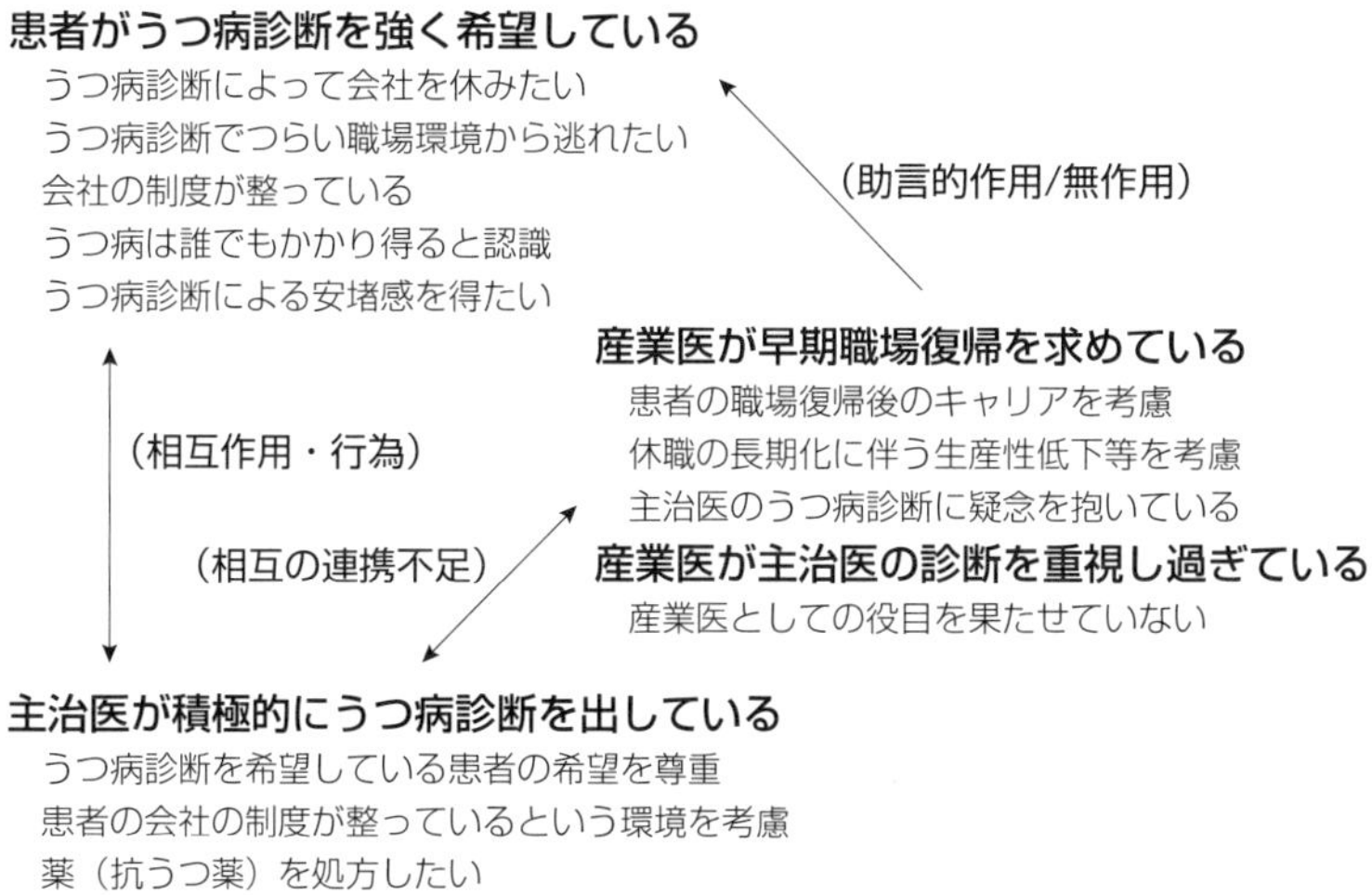

患者がうつ病診断を強く希望している
うつ病診断によって会社を休みたい
うつ病診断でつらい職場環境から逃れたい
会社の制度が整っている
うつ病は誰でもかかり得ると認識
うつ病診断による安堵感を得たい
(助言的作用/無作用)
産業医が早期職場復帰を求めている
患者の職場復帰後のキャリアを考慮
休職の長期化に伴う生産性低下等を考慮
主治医のうつ病診断に疑念を抱いている
(相互作用・行為)
(相互の連携不足)
産業医が主治医の診断を重視し過ぎている
産業医としての役目を果たせていない
主治医が積極的にうつ病診断を出している
うつ病診断を希望している患者の希望を尊重
患者の会社の制度が整っているという環境を考慮
薬（抗うつ薬）を処方したい

図５－１　患者，主治医，産業医別の分類と関係性

筆者作成.

会社を休みたかった
診断書がほしかった
社内制度が整っている
うつ病は誰でもかかる
主治医が私のために診断
主治医から薬を勧められた
産業医が早期復帰を助言
産業医が主治医判断を重視
0
10
20
30
40
50(人)

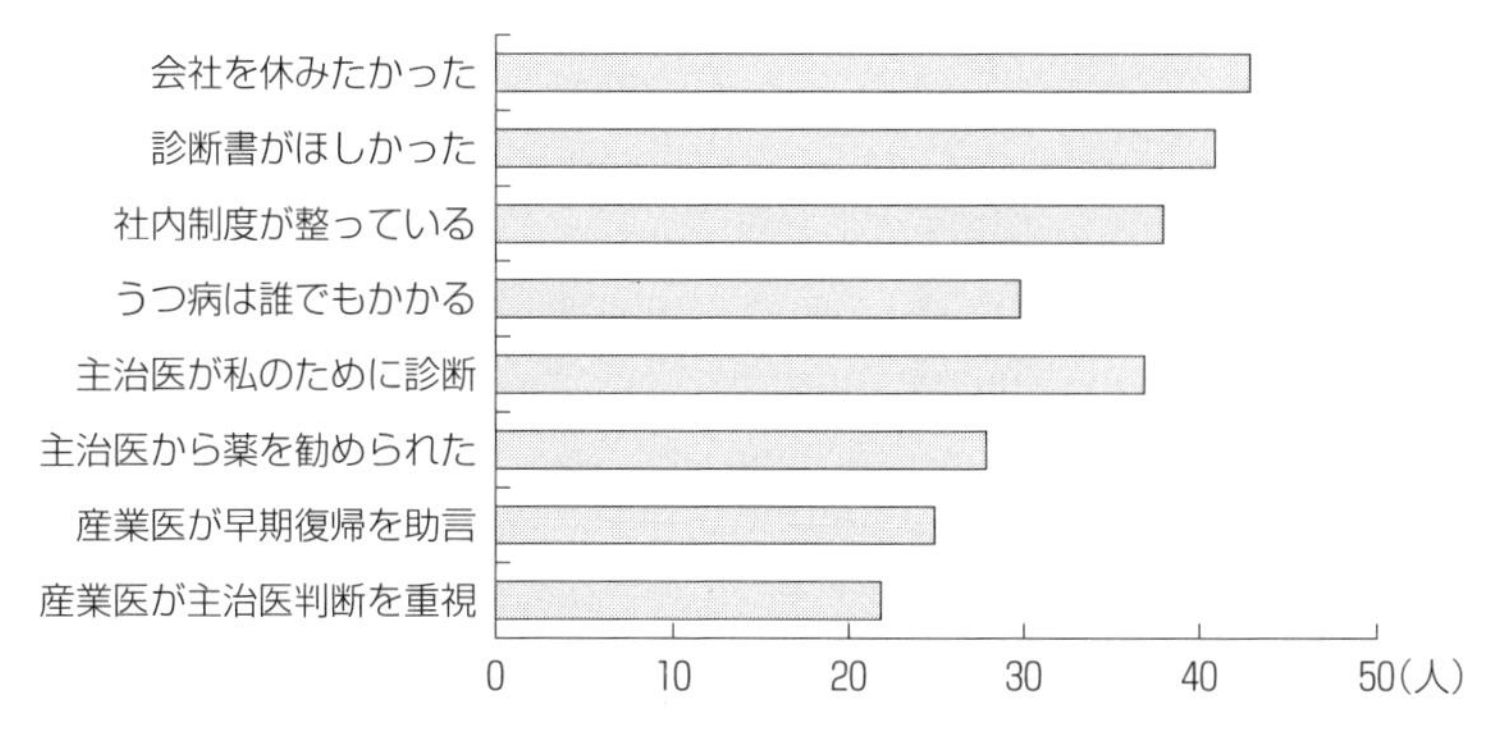

図５－２　特徴的なフレーズ（インタビュー対象者の「語り」に多く現れた語句や言い回し等，１人につき複数該当あり）

筆者作成.

の心理・意図や行為も比較的高い割合を占め、「先生（主治医、以下略）が私のためにうつ病と診断してくれた」（「私の希望を尊重してくれて、（うつ病）診断を出してくれた」「私のつらさが軽減されるように、（うつ病と）診断してくれた」等を含む）が三七人（七四％）、「薬（抗うつ薬）を強く勧められた」（「薬を飲めば必ず治ると言われた」「とても良い薬があると紹介された」等を含む）が二八人（五六％）だった。

被調査者の「語り」には、産業医も一定割合登場し、「産業医が早期の職場復帰を助言した」（「産業医の先生（以下略）にあなたの病気はもう治っているから、早く仕事に復帰したほうがいいと言われた」「復帰が遅れると仕事がやりにくくなり、キャリアに影響し兼ねないと助言された」等を含む）が二五人（五〇％）、「主治医判断を重視し過ぎている」（「主治医の診断や治療方法などを鵜呑みにしているように思った」「直接、（私に）改善状況などを尋ねてくることなく、主治医がどう言っていたかをしきりと気にしていた」等を含む）が二二人（四四％）を占める結果となった。

◉四分類ごとの特徴的な「語り」

次に、主要な七つの特徴を導き出すもととなった、患者の心理や主治医、産業医の推測される意図などについて、先述した「主要な特徴を導き出すプロセス」の四分類ごとに、調査対象者の特徴的なフレーズを含む、具体的な「語り」を紹介し、それぞれの特徴を記す。

1．患者がうつ病診断を強く希望している

このケースでは、うつ病の診断を受け、診断書を会社に提出することによって、ストレスや悩みの多い職場環境から逃れるために、「会社を休みたい」という患者の希望、意図が見られた。うつ病診断を希望する度合いは勤務する会社でメンタルヘルス不調者への休職制度が整っている場合はより強い傾向にあった。また、うつ病診断を希

望する心理には、メディア報道などを介して、うつ病は身近な病であるという認識を以前から持っていた場合が多いことがインタビュー・データから明らかとなった。一方、うつ病と診断されることで安心したいという患者の心理も浮き彫りになった。うつ病診断だけでなく、復職判断についても、仕事がしづらくならないように主治医に復職可能時期の判断を、自分の希望に合わせてもらったという事例もあった。

「うつ病診断によって会社を休みたい」

【四五歳男性（メーカー、部次長職）】

「部次長となってから、労働時間が増えたうえに職務の責任もより重くなって、かなりしんどかった。中間管理職として、全然思い通りに動いてくれない部下にイライラしつつ、一方で部長からは無茶なノルマを押しつけられ、達成できないと私一人に責任をなすりつけ、部員の前で叱責（しっせき）するというパワハラ（パワーハラスメント）まで受けて……仕事が苦痛でしょうがありませんでした。（中略）**もう……会社に行きたくない、休みたい、**とだんだん思うようになったんです。**何らかの病気の診断が出れば休めるし、うつ病だったら自分の症状もあてはまるのではないかと**思って、総合病院の心療内科を受診することにしました」。

「つらい仕事から逃れるため、うつ病の診断書がほしかった」

【三四歳女性（サービス、役職なし）】

「仕事と子育ての両立で心身ともにつかれ、不眠や集中力の低下、沈んだ気分が出始めて数カ月後、精神科のクリニックを受診した時は、症状のつらさや職場で自分が置かれている苦境を先生（主治医）に必死に打ち明けました。（中略）**正直、先生がうつ病と診断してくれたら、つらい仕事から逃れて会社を休める、**という思いがありました。

まあ、率直に言うと……診断書がほしかったんです。一週間以上休むには診断書が必要ですから。実際にうつ病で一カ月の自宅静養・通院加療を要する、という**診断書を書いてもらい、**良かったと思いました」。

「会社のメンタルヘルス不調者への休職制度が整っている」

【五一歳男性（商社、部長）】

「うつ病とか**メンタルヘルス不調者への会社の休職制度が数年前から整備されていたし、**私自身も管理職対象のメンタルヘルス研修で情報を仕入れていました。社内では休職者がちらほら出ていましたし……これは管理職として、ラインケアというのですが、部下のメンタルヘルスのマネージメントまでやらなければならなくなって大変だな、と感じていました。**うつ病の診断で心身ともに休養したかったし、自分がうつ病で休職することに、それほど後ろめたさや恥ずかしさを感じることはありませんでした。**そりゃ、多少は管理職として職場に迷惑をかけるという認識はありましたが、社内制度を利用するのは社員の権利ですし、むしろ管理職がメンタルヘルス不調で休職すれば、部下だって休職制度を利用しやすくなるという思いのほうが強かったですね」。

「復職時期も主治医に自分の希望を優先してもらった」

【三八歳男性（IT、課長補佐）】

「**職場復帰した時に仕事がしづらくなると嫌だから、**治療中の自宅静養、つまり**休養期間を三週間に、一週間短くしてもらいました。**（中略）先生（主治医）は最初、『一カ月の自宅静養、通院加療にしましょうか』と言ってくれました。僕もそのほうが長く休めるから都合がいいと思ったんですが……診断書を書いてもらうのを一日待ってもらって社内制度を調べてみると、一カ月以上の休職になると、復職支援プログラムが適用される対象となって、時短勤務のような就業制限を一週間ぐらい受けてしまうことがわかったんです。就業制限は避けたほうがいいと思いました。先生はすんなり僕の希望を優先してくれましたよ」。

「雑誌を読み、うつ病は誰でもかかる『心の風邪』と認識していた」

【四四歳女性（小売、課長職）】

「**女性誌で職場のストレスからうつ病になる働く女性が増えている**、という記事を前に読んだことがありました。その記事の中に載っていたチェックリストで自己診断してみたら、グレーゾーンで自分も危ないかも、と思ったので印象に残っていたんです。だから、自分がメンタルクリニックを受診して、**うつ病と診断された時は、驚くようなことはなかったですね。**その記事にも書いてあったんですが、**『心の風邪』のようなもの、つまり誰でもかかるような病だと思っていましたから。**違うのは、高熱でも続かない限り、風邪では一週間以上は休めないけれど、うつ病なら休めるということでしょうか……」。

「うつ病と診断されてほっとした」

【五三歳女性（メーカー、課長職）】

「女性だから課長以上には出世できないのか、とか仕事のことでいろいろと悩むことが多くなった頃から、発汗とかイライラ感などが出るようになってしまって……。最初は更年期症状かと思って、婦人科を受診して漢方薬や精神安定剤を処方してもらったのですが、思うように症状が改善されず……それで、何かわからない変な病気……あっ、そのー、治らない、不治の病なんじゃないかと不安でなりませんでした。（中略）心療内科を受診して**『軽度のうつ病ですね』と診断されて、本当にほっとしたんです。病気だったら、治療したら治るということですものね。そ**

れに、『うつ病』なら重病ではなくて、普通にかかることのある一般的な病というイメージが雑誌とかを読んでありましたので……」。

2．主治医が積極的にうつ病診断を出している

インタビュー対象者の「語り」には、主治医の発言や対応、そこから自身が感じた主治医の心理、意図なども多く含まれていた。その中には、「先生（主治医）が私のためにうつ病と診断してくれているように感じた」など、主治医が患者の意向・希望を尊重して、積極的にうつ病診断を出している様子がうかがえた。一方で、積極的なうつ病診断の中には、副作用について十分に説明することなしに「薬を強く勧められた」ケースもインタビュー・データから浮かび上がってきた。こうしたケースからは患者の症状から適正に診断したうえで療法を選ぶのではなく、薬を使用したいためにその薬が適応となる診断名をつける、薬が先にありきのうつ病診断が行われていた可能性も推察された。

「先生が私のために、うつ病と診断してくれた」

【三七歳男性（IT、役職なし）】

「症状がとてもつらいと伝えて、症状が出てきた原因が仕事での大きなストレスではないかと考えていることを説明したら、先生（総合病院の心療内科医）から**『仕事を続けながらの治療も可能ですが、仕事は一定期間、お休みされたいですか？』**と質問され、少し戸惑いました。親身になって話を聞いてくれて、僕の希望まで聞いてくれるのかと……。それで『まあ、できれば……』と答えたところ、その後すぐに『軽症うつ病ですね』と診断結果を告げられました。（中略）さらに、**『一カ月の自宅静養、つまり会社を休むことが必要であるという内容の診断書が書けますが、**

もっと長い期間がいいですか？』と尋ねてくれました。（中略）先生が私のために、『うつ病』と診断してくれたように感じました」。

「休んでも仕事をやりにくくならないか、会社の制度について聞かれた」

【三七歳女性（メーカー、役職なし）】

「会社の人事、処遇や人間関係に悩んでいて、それがきっかけで症状が出始めて、仕事を続けるのがしんどくてしょうがないということを伝えると、**先生**（総合クリニックの精神科医）**から会社のメンタルヘルス不調者への制度が整っているか、うつ病で会社を休んで復帰後に仕事をやりにくくならないか、と聞かれました。**以前、社内報でメンタルヘルス専門の相談窓口が開設されたことや、うつ病とか精神障害にも休職制度が適用されていることが紹介されていて知っていたので、『比較的制度が整っていて、ある程度理解はあると思います』と答えたら、**先生は『わかりました。じゃあ』と言って、すんなりとうつ病の診断書を書いてくれました**」。

「先生から薬（抗うつ薬）を強く勧められた」

【五六歳男性（不動産、役職定年）】

「先生（開業医の精神科医）は、『この薬は昔の抗うつ薬とは違って、**副作用もほとんどないし、効果も証明されている薬ですから、安心して飲めますよ。**ちゃんと指示された通りに薬を飲んで休養すれば、必ず治りますから』と**抗うつ薬の効果だけを説明して、投薬治療を強く勧めました。**精神系の薬を飲むのは初めてですし、副作用の説明もなく、効果だけ強調されるのには違和感を持ったし、不安にもなりましたね。ただ……**飲めば必ず治る、とまで先生に言われたら、飲むしかないかと……。**（中略）飲み始めてしばらくは軽い吐き気とかむかつきとかが出て困って、再診の時に先生に伝えましたが、『よくあることで、そのうち慣れますから、大丈夫ですよ』と言われたので、我慢して飲んでいました。（中略）結局、薬の効果があったのかは今でもよくわかりません」。

「症状が回復しても薬を服用するよう指示された」

【四一歳男性（銀行、支店長代理）】

「復職時期が近づいていた時期にはすでに症状が回復していたのと、それまで吐き気とか、たぶん薬を飲むまではなかった症状だったんで、抗うつ薬の副作用だったと思うんですが、それがつらかったので、先生（開業医の心療内科医）に薬を飲むのを止めたいと言ったんですが……**先生は『症状が回復しても、再発を防ぐために薬は飲み続けてください。特に復職後は再発に用心しないといけません。吐き気とかの症状は、そのうち無くなりますから大丈夫ですよ』と繰り返し言われた**のが、印象に残っています。なんか、言い方は悪いですが……**僕のことより薬のことを重視している**ように思えて……」。

3．産業医が早期の職場復帰と治療終了を求めている

インタビュー対象者の「語り」には、主治医ほど多くはなかったものの、産業医も登場した。その特徴は、産業医が早期の職場復帰、さらには治療終了を求めていたケースと、特に意見し、助言することなく、主治医判断をそのまま受け入れていたケース（4．で詳述）に大別された。患者に早期職場復帰等を求めているケースではインタビュー対象者の発言から、産業医が患者本人のキャリアへの影響を考慮、または休職長期化に伴う生産性低下などを懸念したと推察されるケースと、主治医の診断や治療方法に疑念を抱いている可能性が推察されるケースがあった。

「キャリアに影響し兼ねないから、早く復帰したほうがいいと助言された」

【三二歳男性（物流、役職なし）】

「休職中の産業医（非常勤の精神科医）面談で、『あなたの今の状態なら、**仕事をすることがいい薬になります。早く仕事に復帰したほうがいいですよ**』とアドバイスされ、産業医の先生は、いつも診てもらっている先生（主治医）と違って、厳しいというか、冷たいようにも感じて、最初は戸惑いました。（中略）面談の最後のほうで、『職場に早く復帰したほうが（仕事を）やればできるといった自信にもつながるし、**休職期間が長くなると職場適応が難しくなるだけでなく、その後のキャリアに影響し兼ねない**』とわかりやすく説明してくれて、なるほど、その通りだと納得したというか……そんな視点から考えたことがなかったんで、早く復帰しないといけないと強く感じましたね」。

「あなたはもう治っていると言われた」

【四六歳女性（商社、課長代理）】

「休職に入ってから二週間ほど経って、ほぼ回復していた頃、産業医（常勤の内科医）の先生に会って、今の治療の内容やかかっている先生（主治医）の話、自分が心と体の状態をどう感じているかなど質問されて説明したら、『**あなたはもう治っていますよ。職場復帰が遅れると仕事がやりにくくなるし、結果として会社にも迷惑をかけてしまうことになりますよ**』とズバリ言われてしまいました。（中略）通院して薬を飲み続けるようにと言う先生（主治医）の判断とのギャップに正直、驚きました。同じ先生なのに……やっぱり、産業医の先生は精神科専門じゃないからわからないんじゃないかと疑ってかかっていたところもあったかもしれません。（中略）でも、先生（産業医）の話を聞いているうちに、そうかもしれないと感じました。女性で出世が遅れているだけでなくて、左遷の対象にでもなったら大変ですから……」。

「心の病はクセになるから、無理してでも復帰したほうがいいと言われた」

【三九歳女性（外食・役職なし）】

「復帰時期が近づいてまた憂うつな気分になってしまって、先生（主治医）に休職期間を当初より二週間延長してもらうようにお願いしたら同意してくれたので、そのことを産業医の先生に伝えるために面談したんですが……。産業医（非常勤の心療内科医）の先生は会うなりいきなり、『**心の病はクセになってしまうから、少しは無理してでも早めに仕事に復帰したほうがいいですよ**』と言うんです。産業医はやっぱり会社側のお医者さんだから厳しいと感じました。（中略）私のように一時期にうつ的な症状が出ても、軽度のうつ病の場合もあれば、**実際にはうつ病ではない場合もあるということを聞かされてドキッとした**というか……。実は症状はもう治っていたので、復帰したほうがいいと考えて、当初の予定通りで職場復帰することにしたんです」。

4．産業医が主治医の判断を重視し過ぎ、鵜呑みにしている

インタビュー・データから産業医が主治医の判断を重視し過ぎ、鵜呑みにしている可能性が推察されたケースでは、本来は職場に軸足を置いて助言・指導を受けるべき医師である産業医から直接、質問されずに、産業医自身が意見を述べることもなかったことから、患者が職場復帰について不安感を抱く傾向が強かった。産業医が十分に職務を果たしておらず、また産業医と主治医の連携不足という課題も浮き彫りになった。

「主治医の判断をしきりと気にしていた」

【四〇歳男性（メーカー、課長職）】

「休職に入る前の面談も、復職判断をしてもらうための面談も、いずれも産業医（非常勤の精神科医）の先生は、治

療で通っている病院の先生（主治医）がどう言っているのかをしきりと私に尋ねて、気にしているようで……私に直接、症状や改善状況などについて質問することはほとんどなかったので、何のために面談しているのか、なんかおかしいなあと感じたのを覚えています。主治医の判断を最優先し、鵜呑みにしているように感じましたね。産業医が自分で判断し、意見するのも必要だし、診てもらっている先生（主治医）は職場の状況はよくわからないわけで、そういう情報を伝えるのも産業医の役目なんじゃないんでしょうか。主治医と連携が取れていないし、産業医としての役目を果たしているように見えず、職場復帰後のことが不安になりました」。

第3節　「うつ病」診断に潜む社会的要因の可能性

本章では、医療機関を受診し、精神科医や心療内科医の主治医から「うつ病」の診断を受け、診断書を会社に提出して休職（平均期間一カ月）した男女計五〇人を対象に半構造化インタビュー調査を行い、分析した。その結果、主要な七つの特徴を導き出し、うつ病休職者が「うつ病」と診断された背景に社会的要因が存在する可能性があることがわかった。

そう判断した根拠となる、インタビュー・データの「語り」からわかった患者の心理・意図をはじめ、同様に明らかになった主治医と産業医の対応、さらに主治医と産業医の推測される意図について整理し、考察する。

◉「うつ病」診断を求める患者の心理・意図

それぞれの特徴を導き出すに至るプロセスを改めて概観する。まず、インタビュー対象者全員が過重労働や不当人事、上司からのパワハラなどの仕事に関する問題を抱えており、患者（被調査者）の心理として、多くが、ストレスや悩みの非常に多い職場から逃れるため、「会社を休みたかった」「（うつ病の）診断書がほしかった」と語った。また、うつ病の診断書を出して休職することについて、「ためらいはなかった」「病気になったのだから、仕方がない」「労働者として当然の権利」などと話した。

「会社を休むために診断書がほしかった」「休職することにためらいはなかった」などと答えた対象者に、さらに進めてどうしてそう思ったかを尋ねると、「会社の（メンタルヘルス不調者への）休職制度が整っているから」「過去にうつ病で休職した社員を知っている」など、患者が所属する企業内の制度がある程度充実しており、そのことを患者自身が認識していることがわかった。これは、うつ病休職者の増加を受け、企業が従業員の健康管理を生産性向上などの経営的な視点から捉えて取り組む、うつ病の予防や早期発見、そして早期治療に専念するための休職制度といったメンタルヘルス対策の充実が、医療化を進めていることを、うつ病休職当事者の「語り」から裏づけることになったといえるだろう。医療化については、終章で詳述する。

うつ病という精神疾患・障害に対する自身の捉え方については、症状を自覚する以前に、雑誌記事やテレビＣＭなどで、うつ病患者が社会の幅広い層に広がっていること、近年の労働環境の悪化などによる仕事のストレスから発症することが増えていることなどの情報を入手して知識として蓄積しているケースが多かった。このため、「うつ病は誰でもかかることのある心の風邪のようなもの」「仕事のせいで（うつ病を）発症したのだから、恥ずかしいことではなく、同情してもらってもいいくらい」「うつ病と診断されてほっとした」などという、インタビュー対象者の「語り」からもわかるように、うつ病と診断されることに引け目を感じたり、うつ病で休職して職場に迷惑がかかることを申し訳なく思ったりするよりは、むしろうつ病診断を望んでいた心理がうかがえた。

また、症状を自覚した状況、経緯や自覚症状の発症要因の自己分析に関する質問では、大半が、長時間労働など過重労働やパワハラを含む職場の人間関係の悪化、管理職ポストに就けなかったこと、子会社に出向となって〝左遷された〟と自己認識していることなど、職場での精神的なストレスや葛藤、悩み、身体的なつらさを抱えていたことも明らかになった。

◉診断基準に九割近くが該当せず

さらに、インタビュー対象者五〇人から尋ねた詳細な自覚症状をもとに、DSM-5のうつ病の診断基準と照らし合わせたところ、四三人（八六・〇％）が該当せず、この結果からは「うつ病」ではなかった可能性が高いことが推察された。ただ、先述した通り、診断基準から症状を精査し、精神科医らの指導を仰いだものの、これはあくまでも専門職である医師ではない筆者の調査、分析であり、限界がある。

うつ病休職者のうちどの程度が、診断基準に基づく純粋に医学的な要素から判断されたうつ病診断ではなく、社会的要因の影響を受けた診断を受けているのかについては、この時点では結論を出すのは困難であり、次の第6章のケース開発による再診断において、さらに考察したい。

◉「うつ病」診断を出す主治医の対応と推測される意図

インタビュー対象者の「語り」を通して見えてきた主治医の対応としては、患者が訴える症状は受け止めつつも、患者がストレスや悩みを抱える職場環境、患者が症状を自覚する直前の状況、ストレスの度合いなどを問診から詳しく聞いていたケースが多かった。さらに、被調査者である患者が「先生（主治医）が私のためにうつ病と診断してくれたように感じた」などと推測しているケースが少なくなかった。主治医が、長時間労働や職務への不満、人間関係の悩みなど問題を抱えた労働環境、さらにそのようなつらい職場から逃れるために休職したいという患者の意向を尊重し、その希望を診断基準に基づく診断よりも重視し、「うつ病」診断に反映させている可能性が高いことが、インタビュー・データ分析から浮かび上がったのである。

インタビュー対象者の主治医の中には、うつ病の診断書を会社に提出して休職することで、職場復帰後に仕事をしづらくならないか、休職制度などメンタルヘルス不調者に対する企業内制度が整っているか、これまでに社内で制度を利用してうつ病で休職した社員はいたか、などを患者に質問しているケースもあった。

一方で、インタビュー対象者が語った内容からは、主治医に薬（抗うつ薬）の効能効果を強調され、副作用の十分な説明なしに、投薬治療を強く勧められたケースがあることがわかった。主治医が必要以上に薬の服用を勧め、さらに副作用のリスクを軽視しているのではないかと推測される事例が一定数存在したが、それが事実であれば、医療行為として大きな問題である。ただ、これはあくまでも患者である被調査者の「語り」からわかったことであり、直接、主治医に確かめたわけではない。主治医診断の背景にある心理や意図などについては、第6章のケース開発による再診断でさらに考察を深めたい。

◉産業医の対応と推測される意図

産業医の対応については、従業員である患者の職場への早期復帰を求めているケースが少なくなく、産業医のアドバイスにより実際に主治医から示された当初の休職期間よりも職場復帰を早めたケースもあった。一方で、産業医の中には、主治医の診断や治療方針、復帰時期等の判断を重視し過ぎ、ほとんど患者に直接、質問することなく、自らの判断や主治医への意見を回避しようとしている者がいることも明らかになった。

精神疾患・障害を訴える従業員に対する産業医の対応としては、各企業によって違いがみられ、インタビュー対象者の中でも非常勤の精神科医もいれば、常勤の内科医が対応していたケースもあった。また、産業医の選任が義務付けられていない小規模な事業場では、当該の従業員が、会社が契約した外部のクリニックや病院に出向いて、面談をしているケースもあった。面談の時期も、診断書を出して所属長の了解を得て休職に入る直前と、休職中、復職直前の復職判断時と、比較的多く実施する場合と、復職判断時のみの場合もあった。

産業医が患者に早期の職場復帰、早期の治療終了を求めている背景には、複数の異なる要因が推察できる。主治医の診断・治療や復職判断に疑念を抱き、早く復帰したほうが、キャリア形成や職場での人間関係などにおいて患者のためと判断した可能性、あるいは、休職の長期化による生産性低下など会社の経済的損失を防ぐためと考えた可能性である。一方、産業医の中には直接、患者に症状などを尋ねることなく、主治医の判断を鵜呑みにしていたケースもあった。ただ、こうした産業医の心理や意図については、インタビュー・データで被調査者である患者がほのめかしたり、推測したりしているケースはあったものの、先述した主治医のそれに比べると推察の度合いは弱く、「語り」からだけで判断するのはなおいっそう困難である。このため、患者や主治医の場合と同様、産業医の意図等についても、第6章のケース開発による再診断の中でさらに考察を進める。

注

(1) うつ病による休職制度は、各企業が制度を充実させているかどうか以前に、非正規雇用労働者には休職制度が適用されないケースが現時点では多いため、調査対象者を正社員に限定することにした。

(2) 調査対象者の居住自治体と各人数は、東京都一一人、神奈川県七人、千葉県四人、埼玉県二人、栃木県一人、大阪府七人、兵庫県五人、京都府五人、奈良県一人、滋賀県一人、宮城県二人、愛知県二人、広島県一人、福岡県一人。業種はメーカー一一人、IT九人、流通・小売六人、物流・倉庫六人、不動産五人、外食三人、建設三人、商社三人、銀行二人、マスコミ二人。職種は営業一一人、企画・開発一〇人、広報・PR八人、経理八人、総務六人、人事・労務五人、マーケティング二人となっている。

(3) 調査対象者の選定にあたっては、主に産業医を兼ねる精神科医・心療内科医、企業内で活動している保健師、看護士、臨床心理士らの協力を得た。

（4）病気の症状が一時的あるいは継続的に消失、またはほぼ消失し、臨床的にコントロールされた状態。治癒に近い状態だが、精神疾患・障害の中には慢性疾患の要素を持つものもあり、そうしたケースでは症状消失後も一定期間、投薬治療や経過観察を続ける場合がある。

（5）インタビュー調査の対象者。ここでは「患者」とする。

（6）患者（調査対象者）を診断、治療する精神科医、または心療内科医。本調査で被調査者の「語り」に登場した主治医は、開業医（経営するのは診療所。クリニックと称するケースが多かった）、または単科精神科病院、総合病院の勤務医。大学病院勤務医はいなかった。

（7）患者（調査対象者）が勤務する会社で、労働者の健康管理について指導、助言等を行う医師。休職者に対しては、面談や復職判定等を行う。本調査で被調査者の「語り」に登場した産業医は常勤、非常勤双方のケースがあり、常勤は内科医がほとんどで、精神科医、心療内科医ら精神疾患・障害を専門とする医師は非常勤の場合が多かった。

第6章　うつ病休職者の社会的要因の検証
――ケース開発による再診断から

第1節　主治医診断の背景にある社会的要因を探る

◉再診断の概要

第5章の半構造化インタビュー調査からは、うつ病休職者の主治医が、診断基準に基づく純粋に医学的な要素以外、つまり社会的要因の影響を受けた診断を行っている可能性があることがわかった。ただインタビュー調査の対象は患者であり、主治医の対応や推測される意図は患者を通して見えてきたことで、限界もある。

そこで本章では、精神科（精神神経科）や心療内科を専門とする医師が、第5章の半構造化インタビュー調査から明らかになった事例について自分ならどう診断するか、また主治医はどのような社会的要因がそろった時に「うつ病」と診断する可能性が高いのか、社会的要因を検証するため、プロファイルの異なる精神科医、心療内科医（産業医兼務を含む）医師六人による再診断を実施した。再診断にあたっては、第5章の調査結果をもとに類型化して開発した一〇ケースについて、二〇一六年九月から二〇一七年二月にかけて、実施した。

再診断を依頼した医師六人については、「精神保健指定医」（精神障害者を強制的に入院させる措置入院や医療保護入院の是非を判断できる国家資格）の資格を持つ者（三人）、日本精神神経学会認定の「精神科専門医」資格を持つ者（三人）、日本心療内科学会の「心療内科専門医」（一人）、日本産業衛生学会の「専門医」（一人）、日本医師会の「認定産業医」（一人）（複数の資格保持者を含む）等、それぞれの専門医資格の有無や種類、医師経験年数、組織での役職等、医師の経歴やバックグラウンドが異なっている。ほか、勤務地もできる限り、偏りのないよう配慮した。

再診断にあたった医師のプロファイル

再診断を行った医師らは、第5章の半構造化インタビュー調査対象者とは面識のない、プロファイルの異なる、三〇歳代後半から六〇歳代前半の精神科医、心療内科医（一部、産業医兼務）の男女計六人（男性四人、女性二人）である。各医師のプロファイルは次の通りである。

①開業医（精神科医院経営）
六〇歳代前半男性。精神科医として三十数年の経験（医局を経て開業して二十数年）。専門医等の資格なし。大阪。

②総合病院勤務医（精神科医長）
四〇歳代後半男性。精神科医として約二〇年の経験。精神保健指定医として十数年。精神科専門医として約一〇年。神奈川。

③精神科単科病院勤務医
四〇歳代半ば女性。婦人科で数年の後、精神科医として二〇年近くの経験。精神保健指定医として約一〇年。精神科専門医として約一〇年。栃木。

④大学病院勤務医（医学部精神神経科准教授）
三〇歳代後半男性。精神科医として一〇年近くの経験。精神保健指定医として約一年。精神科専門医として約二年。東京。

⑤常勤産業医兼、総合病院勤務医（企業内健康管理センター長、兼同じ企業グループの総合病院心療内科医長）
五〇歳代後半男性。心療内科医として約三〇年。日本心療内科学会認定の心療内科専門医として約二〇年。日本産業衛生学会の専門医として十数年。東京。

⑥開業医（心療内科クリニック経営）兼、企業の非常勤産業医
五〇歳代前半女性。心療内科医として三〇年近くの経験。日本医師会の認定産業医として約一〇年。愛知。

再診断方法

第5章の半構造化インタビュー調査結果をもとに、まず三種類（A、B、C）に大分類したうえで、Aの一ケースと、B（四ケース）とC（五ケース）はそれぞれの分類内で特徴や傾向が異なる複数を設け、計一〇ケースを開発した。

一〇ケースの三つの大分類は次の通りである。

A：診断基準をもとに純粋に医学的に診断される可能性の高い一ケース
B：医学的以外の要素、つまり社会的要因が診断に影響している可能性のある四ケース
C：Bに、インタビュー・データから推測される主治医・産業医の心理面を加えた五ケース

ケースAは患者が訴える症状やその継続期間などが、DSM-5の診断基準[1]に明らかに該当するケースで、BとCは診断基準に該当しないケースである。ただ、A、B、Cいずれも、筆者が被調査者のインタビュー・データの分析から、診断基準に該当するかどうかを、精神科医、心療内科医の助言、指導を受けながら、*Desk Reference to the Diagnostic Criteria from DSM-5*（APA 2013＝二〇一四）をもとに判断したものであり、専門職の医師ではない者の判断として、限界がある。それでもなお実行したのは、再診断から、うつ病休職者の「うつ病」診断において社会的要因が影響を与えている可能性、さらにその社会的要因が何であるかを検証するには、再診断のもととなるケース開発において、診断基準に該当する可能性が高いか低いかを仕分ける必要があると判断したからである。

再診断を行うにあたっては、再診断にあたる医師（再診断医）が、診断基準に基づく純粋に医学的な診断を行うという前提に立っていることを期待しているが、再診断医が社会的要因の影響を受けた診断を一〇〇％行わないという確証はない。このため、再診断医の診断の精度を測るため、すなわち社会的要因に左右されない、診断基準に基づく純粋に医学的な診断を行う医師であるかどうかを確認するために、第5章の調査結果ではごく少数だったケースAを敢えて加えることにした。

また、ケースCの主治医・産業医の心理面とは、例えば、インタビュー・データ内の一分類である「先生（主治医）が私のためにうつ病と診断してくれたように感じた」「先生（主治医）が私のつらさに共感し、同情して、親身になって話を聞いてくれた」などの発言について、主治医がうつ病診断を出す背景・要因に、うつ病診断によって会社を休むことを希望している患者の意向を尊重したい、そのことで患者のつらさを少しでも取り除いてあげたい、といった心理・意図があるなどと推測し、ケースに加味した部分である。すなわち、患者であるインタビュー対象者を通して間接的に知り得た情報で、患者の主観が反映されたものであり、直接的には主治医に確認できず、客観性には欠ける。こうした「事実」がすべて真実であるとは限らない点を踏まえてもなお、再診断のためのケースを開発するうえで欠かせない重要な部分であると判断して、ケースCを加えることにした。

この一〇ケースについて、三つの大分類名、各一〇ケースの特徴、さらに筆者が独自に判断したＤＳＭ‐5の診断基準に該当するかどうかの結果を伏せ、第5章の半構造化インタビュー調査結果から各一〇ケースを代表する事例を選び、その詳細データをまとめた書面を事前に再診断にあたる医師に渡した[2]（各ケースにつき、Ａ4判用紙約三〇―五〇枚）。書面には全体概要を示したうえで後述する八項目に分けて記載し、主治医と産業医の対応、インタビュー対象者が捉えた主治医と産業医の心理・意図も、それぞれ該当する項目内に加えた。書面が再診断にあたる医師に届いてから一定期間の後、一人ずつ面談形式で、第一次質問として、「うつ病」と「診断する」か「診断しない」か、または「どちらともいえない」か、の三択（まず、「する」「しない」の二択での回答を要望したうえで、どうしても二択では無理である場合にのみ、二次的選択肢として「どちらともいえない」を用意した）で答えてもらった。次に第二次質問として、「うつ病」と「診断する」「診断しない」と回答した医師の「自信の度合い」の割合（自信度。一〇％単位で〇―一〇〇％）について、回答を求めた（「どちらともいえない」は省く）。

再診断医に事前に渡した各ケースの詳細データは、次の八項目に分けて記載した。

①自覚症状や「うつ病」診断までの経緯、②休職までの経緯（所属企業のメンタルヘルス制度充実度と制度利用の動機を含む）、③自覚症状発症要因の自己分析、④休職中の治療・過ごし方、⑤復職までの経緯、⑥復職後の状況、⑦自身のうつ病と仕事、会社（職場）との関係、⑧症状自覚までのうつ病に関する事前知識。

優先する診断方法について

また再診断にあたった医師の経歴・バックグラウンドと再診断結果との関連性の考察を含め、再診断結果を分析するうえで参考とするため、共通質問として、通常の診断方法、すなわち「うつ病」の診断名をつける場合に優先している診断方法について、3項目：〈Ⅰ．診断基準に基づく純粋に医学的な診断〉〈Ⅱ．特定の薬を投与することを優先した診断〉〈Ⅲ．患者が勤務先に提出する診断書に記載することを優先した診断〉の中から、一つを選択、または複数該当する場合は優先順位（同列も含む）をつけてもらい、理由とともに答えてもらった。

ＤＳＭの操作的診断基準による診断範囲の拡大の有無について

さらに、再診断医六人には、第3章でも触れた一九八〇年に出版されたＤＳＭ-Ⅲ（現行は二〇一三年出版のＤＳＭ-5）以降、旧来の病因に基づく診断から、新たに操作的診断基準[3]が導入され、それによってうつ病と診断される範囲が拡大・拡散したという一部の精神病理学等の研究者から指摘されている点について検討するため、操作的診断により、うつ病と診断するケースが増えたと感じているかどうか、つまり診断範囲が拡大したのかどうかについて、それぞれの臨床現場での実践からの見解を尋ねている。回答方法は、「ＹＥＳ」と「ＮＯ」の二択で、理由とともに述べてもらった。

◉再診断のための一〇ケースの特徴

各ケースの特徴のポイントを次に示す。

【ケースＡ（診断基準をもとに、純粋に医学的に診断される可能性が高いケース）】

〈1〉症状や継続期間が診断基準（ＤＳＭ-5）に該当している（四三歳、女性。独身（未婚）。中堅編集プロダクション。東京）。

【ケースB（医学的以外の要素、つまり社会的要因が診断に影響している可能性のあるケース）】

〈2〉患者がうつ病診断（それによって会社を休むこと）を積極的に希望している（四四歳、男性。既婚、子ども三人。大手IT・SE。課長職。神奈川）。

〈3〉患者の所属会社のメンタルヘルス関連制度が充実している（患者が制度を利用して休職することを希望）（三四歳、女性。既婚、子どもなし。中小アパレルメーカー・広報。東京）。

〈4〉患者がうつ病を一般的な病（特殊ではなく、誰もがかかり得る病）として捉えている（受診前から雑誌やテレビCM等からうつ病に関するある程度の知識を得ていた）（三八歳、男性。独身（未婚）。中堅不動産販売・企画。大阪）。

〈5〉患者がうつ病と診断されたことに安堵感を抱いている（五一歳、女性。既婚、子ども一人。中堅流通チェーン・マーケティング部門専任部長職。栃木）。

【ケースC（ケースBにインタビュー対象者の「語り」から推測される主治医・産業医の心理面を加えたケース）】

〈6〉主治医が積極的にうつ病診断を出している（うつ病診断を希望している患者の意向を尊重）（三六歳、女性。独身（未婚）。大手生活雑貨製造・販売会社。愛知）。

〈7〉主治医が積極的にうつ病診断を出している（薬を処方したいため）（五三歳、男性。既婚、子ども三人。中堅ゼネコン・専任部長（技術職・一級建築士）。埼玉）。

〈8〉産業医が早期の職場復帰と治療終了を求めている（休職長期化に伴う生産性低下を回避するため）（四二歳、男性。独身（離婚を経験、子ども一人）。中小の食品加工会社・営業部門係長職。宮城）。

〈9〉産業医が早期の職場復帰と治療終了を求めている（主治医の診断・治療に疑念を抱き、患者のキャリアを考慮して）（三〇歳、男性。独身（未婚）。中小下請け（大手IT企業の協力会社）・SE。千葉）。

主治医
うつ病休職者が「うつ病」の診断を受けた医師
（開業医，または病院等に勤務する精神科医，または心療内科医）

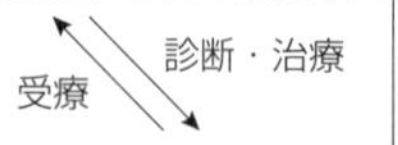

患者＝うつ病休職者
「うつ病」診断書を会社に提出し，１週間以上休職した者（平均休職期間：１カ月）

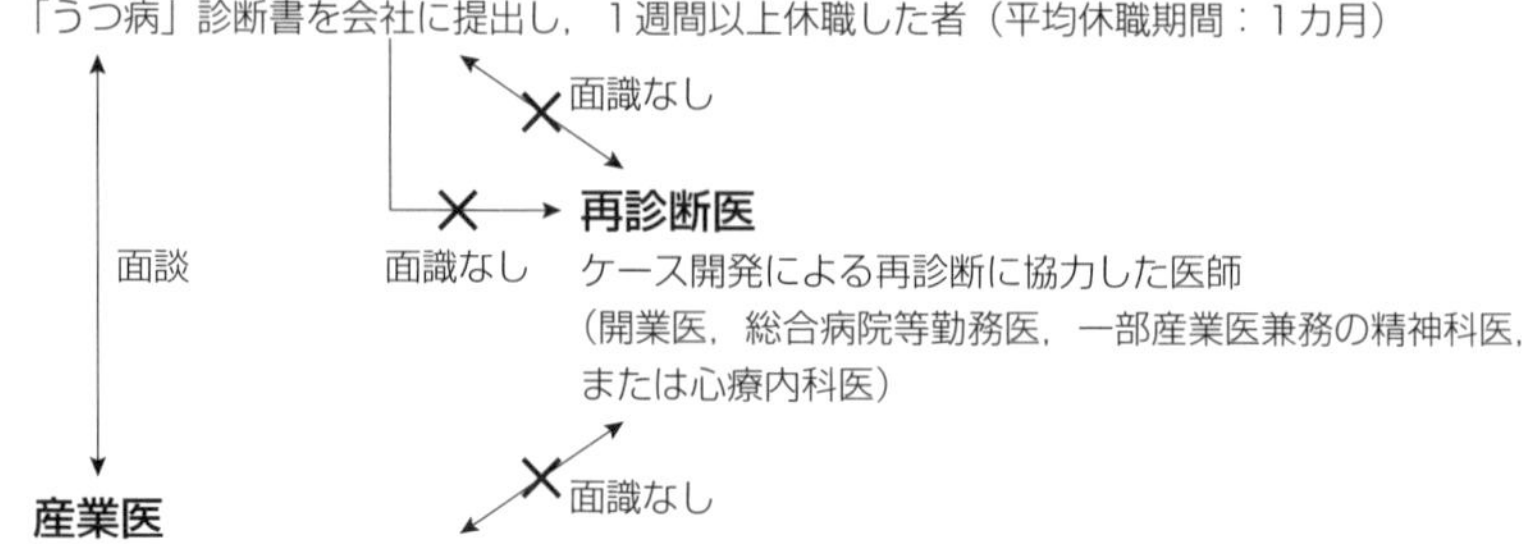

産業医
うつ病休職者に対して面談や復職判定等を行う医師
（非常勤の精神科医，または心療内科医。常勤の内科医の場合もあり）

図６－１　主治医，産業医，再診断医と患者の相関図

筆者作成.

〈10〉産業医が主治医の診断等を鵜呑みにしている（産業医と主治医の連携が取れていない）（四七歳、男性。既婚、子ども二人。大手電気機器メーカー・総務部門課長職。大阪）。

◉患者・主治医・産業医・再診断医の関係性

各ケースで登場する「患者」「主治医」「産業医」「再診断医」の関係性について、図6-1に示す。

患者：うつ病休職者で第5章の半構造化インタビュー調査の協力者

主治医：うつ病休職者が「うつ病」診断を受け、治療を受けている精神科医、または心療内科医で、開業医（クリニック等を経営）、総合クリニック（診療所）、総合病院の勤務医。大学病院勤務医はいなかった。

産業医：うつ病休職者が勤務する会社で健康管理等への助言・指導等を行う医師。うつ病休職者に対しては面談や復職判定等を行う。精神科医、または心療内科医は大半が非常勤。内科医の常勤の産業医が担当するケースもあった。

再診断医：再診断に協力した精神科医、または心療内科医で、開業医や精神科単科病院、総合病院、大学病院の勤務医。一部は産業医を兼ねる。全員、患者をはじめ、患者の主治医、産業医とは面識のない医師。

◉各ケースの詳細

次に挙げるのは、各ケースの詳細である。一〇ケースを類型化して開発するにあたって、もととなった第5章の半構造化インタビュー調査の結果から、代表的な事例を抽出し、各事例の概要と計八項目の質問への回答、さらにそこから柔軟に応答のやりとりを発展させたインタビュー・データ、すなわち「語り」（被調査者が明かした自らの心情や主治医の対応、自身が感じた主治医の意図、産業医の対応等を含む）をまとめたものである。再診断医に配布した各事例の詳細を記した書面の中から、特徴的なポイントに絞って記載している（このため、患者が訴える症状の全容は簡略化されている）。なお、自由回答形式で柔軟に対話を進めた部分については、最も関連している、または近い内容の質問項目の中に記載した。

八項目の質問ポイント

①自覚症状や「うつ病」診断までの経緯・状況
②休職までの経緯・状況（所属企業のメンタルヘルス制度充実度と制度利用の動機を含む）
③自覚症状が発症した要因の自己分析
④休職中の治療・過ごし方
⑤復職までの経緯・状況

⑥復職後の職場環境・状況
⑦自身のうつ病と仕事、会社（職場）との関係をどう捉えるか
⑧症状自覚までのうつ病に関する事前知識

【ケースA（診断基準をもとに、純粋に医学的に診断される可能性が高いケース）】

〈1〉症状や継続期間が診断基準（DSM-5）に該当している。

代表的事例：四三歳、女性。独身（未婚）。中堅編集プロダクション。東京。

仕事中、仕事以外の時間ともに、一日の大半、毎日、何にも興味がわかず、空虚感や沈んだ気持ちになり、会社では集中力が低下、平日夜は不眠、休日は寝すぎてしまう。疲れがひどく、仕事がうまく処理できないことにイライラ感が募る、というすべての症状がほぼ毎日、一カ月以上続いた。

「うつ病」の診断を受け、一カ月休職。この間、自宅静養、通院加療。抗うつ薬と精神安定剤、睡眠導入剤を処方される。投薬後二週間を過ぎた頃から、少し症状の改善が見られ始めた。復職後も治療を続け、投薬開始後約六週間で症状がかなり改善したと本人が自覚。二カ月半で治癒した。

※診断基準DSM-5の九つの症状のうち、(1)(2)(4)(5)(6)(8)の六つが見られ、五つ以上——そのうち一つは(1)か(2)が含まれる——が同じ二週間の間に存在、という、うつ病の診断基準に該当する。

①**診断までの経緯**　雑誌を中心に扱う編集プロダクションで働き、不規則な仕事に年齢的な体力の衰えも加わり、さらには未婚で将来の不安も感じていた頃、私生活の時間帯でも、**一日の大半、ほぼ毎日、何にも興味がわかず、空虚感や沈んだ気持ちになり、平日は眠れなくなる一方で、休日は寝過ぎてしまう。疲れがひどく、仕事中は集中力が低下して焦燥感が募り**、単純なミスを繰り返すようになってしまった。休日は何か楽しいことをしようという気に

もならず、ぼーっとしていて、家事のほか、入浴や歯磨き・洗顔まで億劫(おっくう)に感じる、という状態が一カ月以上続いていた。ただ一日の中でも症状を感じる程度には差があり、**朝方が最も症状が強く出て、比較的午前中はつらく感じ、午後から夕方にかけては症状が軽い**という自覚はあった。

それまでも生理前にイライラしたりすることがあり、婦人科クリニックで月経前候群の症状と言われ、漢方薬などを処方してもらったことがあったが、「この症状は、婦人科系の不定愁訴的なものとは違う」と感じ、婦人科クリニックの紹介で総合病院の精神科を受診した。

精神科の医師から、十数項目の問診票をもとに詳しく質問され、「うつ病」と診断された。「精神科系の病気は初めてだったので、少し戸惑いました」。一カ月仕事を休んで静養し、通院して薬の治療で治していったほうが良いと言われ、診断書を発行してもらった。

②**休職までの経緯**　最初は診断書を出して一カ月も休職することについて、「**職場に迷惑をかけるのが申し訳なくて……なんで自分はこんな病気になってしまったんだろうと自分を責めて、余計つらくなりました**」。さらには復帰後、仕事をやりにくくならないか、とかなり悩んだという。だが、「病気で仕事にも支障が出ているのだからしょうがない、と自分に言い聞かせて休ませてもらうことにしたんです」。制度的には一週間以上仕事を休む場合は、診断書が必要になっている。「上司は少し驚いているようでしたが、『しっかり休養し、病気を治してからまた仕事を頑張ってくれればいい』と理解を示してくれ、ほっとしました」。

③**発症要因の自己分析**　もともと雑誌を中心に取材して執筆する編集プロダクションなので、残業続きで不規則な仕事。大学新卒時には出版社などを多数受けたが内定をもらえず、編集プロダクションに就職した。だが、四〇歳を過ぎても独身で、将来に不安を感じるようになっていた。数年前に父親が他界し、一人っ子で、母親と二人暮らしで、母親がたびたび早く結婚したほうがいい、などとうるさく言うので、精神的にしんどくなっていた面もあ

った。「年齢的に仕事がつらくなってきたのに加え、仕事、私生活両面で不安や悩みを抱えていたことが、症状の発症に影響しているかもしれません」。

④**休職中の過ごし方**　病院からは、抗うつ薬と精神安定剤、睡眠導入剤を処方された。飲み始めて数日ぐらい、抗うつ薬による軽い吐き気や眠気などの副作用かと思われる症状が出たが、医師に伝えると、「飲み始めにはそうした症状が出る人もいるので心配はない。飲み続けて大丈夫ですよ」と言われた。**抗うつ薬を飲み続けて二週間を過ぎたあたりから、少しずつ、うつ病の症状がましになってきた**気がした。睡眠導入剤は必要な時のみ飲んでいたが、だんだん飲む回数も減らせるようになった。「復職後のことを考えると、億劫になることもありましたが、体を休めることができてよかったと思います」。ただ、**休職中は近くのスーパーに行くぐらいで、好きな洋服を買いに街中に出かけていくまで上向きな気持ちにはなれなかった**という。

⑤**復職までの経緯**　休職中は一週間に一回病院に通い、薬の処方と、カウンセリングを受けた。一カ月近く経った頃、「復職してもよい」という診断も出た。復職直前に、会社が契約している外部の精神科専門の産業医と面談して産業医からも復職可の判断が出たため、予定通り復職した。

⑥**復職後の状況**　主治医によると、復職した時点では「寛解」という状態で、症状はかなり改善されているが、まだ「治癒」には至っていないとのこと。「うつ病は完治するまでに時間がかかるし、再発する危険性もあるので、薬を飲むのを止めずに、じっくりと治療していきましょう」と言われた。このため、復職後も一カ月半は二週間に一回、通院して薬を処方してもらい、服用を続けたところ、「治癒」に至った。今のところ再発はしていないと思うが、たまに、仕事がはかどらず、到達目標に達していないと感じる時、また家で母親と口論してしまう時などは少し気分が沈み、不安になってやる気がなくなることがあり、「薬を飲めば楽になるかなあ」と思うこともある。

⑦**仕事、会社（職場）との関係**　「病気になってしまったのはしょうがない。これからは健康に気をつけながら、

焦らずに仕事と向き合っていきたいと思っています」。仕事も家庭も先を考えると不安はあるが、「努めて前向きに考えるようにしています」。

⑧うつ病に関する事前知識　うつ病と診断されるまでは、うつ病など心の病について関心はなかったし、知識もそれほどなかった。ただ女性誌で、働く女性が増えて、また晩婚・非婚化で「婚活」がうまくいかずに、仕事と私生活ともにストレスを抱えて「うつ」になる人が増えている、という記事を読んだことはあった。

【ケースB（医学的以外の要素、つまり社会的要因が診断に影響している可能性のあるケース）】

〈2〉患者がうつ病診断（それによって会社を休むこと）を積極的に希望している。

代表的事例：四四歳、男性。既婚、子ども三人。大手IT・SE。課長職。神奈川。

管理職に就いてから労働時間や職務内容が増え、部下が指示通りに動かないこと、さらに部長からはみんなの前で非難するようなパワハラを受け、ストレスがたまっていた時、集中力の低下や焦燥感、寝つきが悪い、という症状を自覚。症状はあったり、なかったりで、三日以上連続することはなかった。ただ出勤するのが億劫になって**「会社を休みたい」と思い、そのためには医師に診断書を書いてもらう必要があると考えた。**精神科の開業医を受診し、つらい症状のほか、職場での悩み、苦しさやしばらく会社を休んで静養したい希望も医師に伝えた。医師の診断は「軽度のうつ病」であった。主治医から新規抗うつ薬のSSRIは副作用もほとんどなく、効き目が良いと言われ、投薬治療を勧められた。

会社を一カ月休職し、通院、投薬治療を受けた。**休職に入ってから一週間も経たず、症状が改善してきたと感じた。一週間を過ぎた頃、レンタルビデオ店に行って自宅で好きな映画を見るようになる。一〇日過ぎた頃には、趣味のゴルフの練習場に行った。**久しぶりに楽しめたという。休職期間の後半は薬も飲まなくなっていた。

復職後は、医師にはしばらく再発防止のために投薬を続けたほうがよいと言われたが、医院に通うのも億劫になり、通わなかった。

※診断基準DSM-5の九つの症状に該当するのは、(4)(5)(8)の三つで、症状の持続期間等も含めて、うつ病の診断基準には該当せず。

①診断までの経緯　二年前、SE（システム・エンジニア）職のプロジェクト・リーダー（課長職相当）となり、労働時間、職務内容が増え、管理職として部下が指示通りに動かず人間関係でも悩む一方、上司からは「なんでそんなこともできないんだ」と管理職としての能力不足を職場のみんながいる前で大きな声で非難されるというパワハラを受け、仕事のストレスがたまっていた時、不眠や仕事での集中力の低下、焦燥感などの症状が出始めた。症状は出たり、出なかったりで、三日以上続くことはなかったが、それでもやはりつらかった。家庭では小学生の子どもたちの教育、中でも長男を私立中学に受験させたい妻と意見が合わずにもめていて、ほっとしたい家庭でも心身ともに休まることがなかった。**「それでそのｰ、だんだんと……とにかく、会社を休みたい、と思うようになったんです」**。

②休職までの経緯　**一週間以上、会社を休むためには何かの病気で診断書が必要だと思い、**症状が出始めてから二、三カ月後、精神科の開業医を受診したところ、「軽度のうつ病」と診断された。**「うつ病の診断書がほしかった。だから、実際に診断され、正直、これで診断書を出して、会社を休める、とほっとしたような気持ちになりました」**。職場の上司に伝えたところ、産業医の面談を受けるように言われ、産業医も了承して、主治医の診断書通り一カ月休職することになった。周りでもうつ病で休職している者が何人かいたため、うつ病で休むことに**「抵抗感はなかった」**という。**「職場に迷惑をかけて悪いというより、**仕事のせいでここまでしんどくなったんだから、しばらく休みたい思いが強かったですね。**親が死んでも一週間しか休めないのに、簡単に診断書が出て、一カ月も休めるんだと思**

いました」。

③**発症要因の自己分析**　職場で大きな悩み、ストレスを抱えており、一方家庭でも子どもたちの受験で妻からいろいろと愚痴を聞かされていたという。「仕事と家庭の両方で、かなりのストレスをためていたので……それが原因だったかもしれません」。

④**休職中の過ごし方**　**休職に入ってから数日（一週間弱）で症状に改善が見られた。**新規抗うつ薬のＳＳＲＩと精神安定剤、睡眠導入剤を処方されていたが、睡眠導入剤は飲まなくても就寝できるようになっていた。総合病院の精神神経科は週に一回受診。**休職開始から一週間過ぎた頃、**「せっかくなかなか休めない会社を休めているんだから、家でじっと寝ているのももったいないような気がして」、**レンタルビデオ店に行って自宅で好きなハリウッド映画を見るようになった。一〇日過ぎた頃には趣味のゴルフの練習場に行き、「思う存分、楽しめた」という。**休職期間後半は薬も飲まなくなっていたが、復職まで一週間後ぐらいに近づくと、「少し憂うつな気持ちになった」。

⑤**復職までの経緯**　診断書は「一カ月間の自宅療養を要する」となっていたため、期限直前に受診して、主治医から復職可の診断を受けた。その旨会社に伝え、すぐに産業医面談を受け、産業医からも復職可の判断を受け、復職が正式に決まった。ただ、一カ月以上休職の場合は、会社が設けている「復職支援プログラム」が適用されるしくみで、復職後一週間は午前九時―午後三時までの時短勤務。その後通常勤務に戻った。

⑥**復職後の状況**　「幸い、元の職場、肩書のまま戻れ、本当にほっとしましたよ」。職場復帰後も、仕事は相変わらずきついが、今も何とか続けている。主治医からは復職後しばらくは病状が治まっていても投薬を続けたほうが良いと言われたが、「面倒くさくなって」通院を止めてしまった。

⑦**仕事、会社（職場）との関係**　「また診断書をもらって会社を休んでもいいかな」と今、考えているところだという。「だって、症状が出るのもある意味、会社のせいだと思うし……社員の権利として病気の診断が出れば、休

めばいい、と思うからです」。

⑧うつ病に関する事前知識　一九九九年頃に新聞で、精神疾患で労災認定、という記事を見てから、仕事とうつ病について関心を持っていた。会社でも二〇〇〇年代に入ってからうつ病などメンタルヘルス不調による休職制度を設け、相談窓口の設置や管理職研修などメンタルヘルス制度を充実させていた。

〈3〉患者の所属会社のメンタルヘルス関連制度が充実している（患者が制度を利用して休職することを希望）。

代表的事例：三四歳、女性。既婚、子どもなし。中小アパレルメーカー・広報。東京。

子どもをつくって子育てと家事に専念したいという自身が理想とする女性の生き方と異なり、夫の収入など経済面から仕事を続けてきたが、会社から求められる仕事と家庭を両立させるという女性の生き方像をプレッシャーに感じていた。現部署への異動を機に、イライラ感が高まって職場でも大きな声を上げることになり、さらにふさぎ込むようになったので、心療内科を受診して「軽症うつ病」と診断された。数年前から非常勤の精神科の産業医がメンタルヘルス不調者の相談にあたっていることや、前の部署に一カ月程度うつ病で休職した人がいて**会社の制度が整っていることを認識していたので、休職することにためらいはなかった。**

休職に入ってから二、三日で症状はかなり回復し、一週間弱で洋服を買いに行った。休職が一カ月以上になると復職支援プログラムが適用されて就業制限がかかり、復帰後仕事がしづらくなるといけないと休職中に考え、主治医に頼んで当初の一カ月の自宅静養・加療から三週間に休職期間を短縮してもらった。復帰後しばらくして通院も薬の服用もしなくなった。「三週間も休めたのが、治療よりも回復にはよかったのではないか」と言う。

※診断基準DSM-5の九つの症状に該当するのは、(1)(5)の二つだけで、うつ病の診断基準には該当せず。

①診断までの経緯　出産したら仕事は辞めて子育てに専念したいと考えているが、夫の現在の収入だけは将来的

に不安があるので仕事を続けてきた。一年前に企画部門から広報部門に異動になったが、希望した人事ではなかった。異動から二カ月ほどしてイライラ感が募るようになり、夫に対してだけでなく、職場でも大きな声を出して上司に反論してしまうなど、それまで極力、避けていた感情的な態度に出ることが重なった。生理不順で定期的に通っている婦人科を受診し、そこでイライラの症状を訴えたら、精神安定剤を処方してくれた。「婦人科でこんなに簡単に精神科系の薬を出してくれるんだ、というのが率直な感想でした」という。だが、今度はうっ屈したような症状も出てきたため、心療内科（開業医）を受診したところ、「軽症うつ病」と診断された。

②**休職までの経緯**　**うつ病による休職制度は数年前から整備**され、常勤の保健師が随時、メンタルヘルス不調の相談を受けていたが、二、三年前から外部の相談窓口に電話で相談をできるしくみも整っていた。管理職対象のメンタルヘルスに関する研修も実施され、かつては内科医だけだった産業医に、数年前から精神科の非常勤の産業医が月に数回、会社に来て面談するようになるなど、**対策は拡充**していた。「実際に前の部でも、うつ病で一カ月ぐらい休職した人がいたので、**休職することにためらいはありませんでした。会社の制度を利用するのは、社員の権利だし……**」。産業医、上司も休職を認め、制度を利用して三週間休職した。

③**発症要因の自己分析**　広報部門への異動に不満を感じながらも、頑張って働いてきたが、「さらに上司から出産後も仕事と家庭を両立し、女性社員の模範になるようにと励まされるのが嫌で嫌で……プレッシャーになっていたことが、ストレスがたまる大きな要因だったのではないかと思います」。

④**休職中の過ごし方**　抗うつ薬の効果もあったのか、**休職期間に入って二、三日で症状は随分回復した。一週間も経たない頃には、「久しぶりに洋服を買いに出かけました」**。「病気も仕事も忘れて、楽しかった」という。

⑤**復職までの経緯**　もともと診断書の自宅療養期間は一カ月だったが、**自分から主治医に頼んで三週間に一週間短くしてもらった。**その理由について、「**一カ月以上になると、復職支援プログラムが適用されて就業制限**（通常勤務

ではなく、**時短で職務内容も軽減される）が一週間程度かかるため、仕事がしづらくなるといけないと思ったから**……」と打ち明けた。「主治医は希望を聞いてくれて、それを産業医も認めて、予定通り三週間後に職場に復帰しました」。

⑥**復職後の状況**　復帰当初は職場の目が気になったというが、「上司は、うつ病を発症させるほど私にストレスをためさせてしまったのか、といった同情のほうが強かったように感じて、安心しました」。

⑦**仕事、会社（職場）との関係**　「やっぱり休んでよかった」。今のところ、症状は出ていない。主治医にも、産業医にも言っていないが、毎日服用するように処方されていた抗うつ薬は副作用のせいなのか、少し吐き気がして気持ち悪かったので、一週間過ぎたあたりから、時々しか飲んでいなかった。「薬よりも、会社を休めたので回復した感じかな、って思います」。

⑧**うつ病に関する事前知識**　症状を自覚した時にはすでに、女性誌やテレビの情報番組でうつ病でイライラしたり、気分が沈んだりする人が増えているということを知り、ある程度うつ病に関する知識があったという。このため、うつ病については「一応、精神疾患になるわけだけど、恥ずかしいとか、変な目で見られるから困る、といった意識はありませんでしたよ」。何より強かったのは、「**会社を堂々と休むには、うつ病はうってつけ**」という思いだった。「単に家庭との両立がしんどい、生理痛がひどくて……なんかではさすがに休めませんからね」という。まだ夫の会社の経営状態が安定していないため、当面は満足していない仕事を続けないといけない。だが一方で、出産にはタイムリミットがあり、早く出産して仕事を辞めたい。ジレンマに陥り、悩みはつきない。「**だから……またしんどかったら、会社の制度を利用してうつ病の診断書を出して休めばいい、なんて、会社の人には言えませんけれど、思っています**」。

〈4〉患者がうつ病を一般的な病（特殊ではなく、誰もがかかり得る病）として捉えている（受診前から雑誌やテレビCM等からうつ病に関するある程度の知識を得ていた）。

代表的事例：三八歳、男性。独身（未婚）。中堅不動産販売・企画。大阪。

プロジェクト・マネジャー（課長職）を同期に奪われた悔しさやショックで、もう出世の道は閉ざされたとやる気が失せるようになり、焦燥感が募って寝つけないことが多くなった。一週間ぐらい続いたあたりから、自分でこれはうつ病の症状ではないかと思った。それまで**ビジネス雑誌などから、うつ病が日々の職場でストレスを抱える会社員の間でも広がっているということを知って、**「自己診断リスト」をチェックしたことがあり、**うつ病は「一般的な病だと認識していた」**という。

心療内科を受診し、つらい症状を訴えたら、「うつ病」の診断を受けた。休職に入ってから二週間ぐらい経った頃にはもう、症状は治っていたと自覚している。「うつ病になったのは、会社のせい」と捉えている。生活のために会社を辞めるわけにはいかないため、休職して職場から離れる選択をしてよかったという。自分と同じように苦しんでいるサラリーマンは多いと考えていて、**「うつ病は誰でもかかることがある」**と認識し、うつ病になったことは**「恥ずかしくない」**、休職したことで**「会社に悪かったとは全然思っていない」**と明かす。

※診断基準DSM-5の九つの症状に該当するのは、⑷⑸⑹の三つで、うつ病の診断基準には該当せず。

①診断までの経緯　プロジェクト・マネジャー（課長職）を同期に奪われた頃から疲労がたまって体がだるく、仕事にも集中もできず、イライラ感が募ることが多くなった。最初は仕事のことで悔しさもあってこれからどうしたらいいのかと悩み、やる気も出なくなっていたことから、単に気持ちの問題と思っていたが、一週間が過ぎてから不眠や発汗など身体的な症状も出てきた。さらに一週間（最初気づいてから二週間）経っても治らないので、病気かもしれないと思ったという。「病気なら病院に行って治療すれば治るし、**ビジネス雑誌の記事やテレビCMから情報**

を得て、うつ病が日常生活で広がっているという認識があったので、たぶんうつ病だろうと思った。それに受診を決めた時点で診断書が出れば一定期間会社を休める、という考えは正直、ありましたね」。総合クリニックの心療内科を受診してつらい症状を訴え、仕事を離れて休職したいことを伝えたら、**「うつ病」と診断され、「ラッキーだった」。**

②**休職までの経緯**　三、四年前から定期的に組合報（企業内労働組合の機関誌）でうつ病など精神疾患でも会社の疾病による休職制度が利用できることの周知や、そんなケースが増えていることなどが詳しく掲載されていたのを覚えていたのと、上司（所属部の部長）が部下のメンタルヘルスをテーマにした管理職研修を受けていたのを知っていて、会社の制度が充実していると認識していた。「自分の症状だと、やはりメンタル系でうつ病やそれに近い診断書をもらって休むのが、てっとり早いと思ったんです」。

ひと昔前だと心の病にかかっているというのは周囲に対して恥ずかしいという思いがあったかもしれないと考えるが、この数年の間に、**メディアでうつ病にかかるケースが増えていることが紹介され、**また社内のメンタルヘルスに関する制度も充実し、うつ病患者に寛容な風潮もあり、**うつ病と診断されることに「全くためらいはなかった」**という。「風邪では一週間以上休めないけれど、**うつ病なら、**風邪よりは重いけど、軽い胃潰瘍程度というか、つ**まり普通の、誰でもかかることがある病だから、恥ずかしくない**という思いでしたね」。

③**発症要因の自己分析**　昇進できない悔しさやショックが、かなり大きかったと分析する。「もう出世していく道が閉ざされたような気持ちになってやる気が失せ、誰に相談もできないし……まあ、相談したところで道が開けるわけでもないんですけど……。そんな八方ふさがりの状態で心身の症状が出始めたように思います」。

④**休職中の過ごし方**　一カ月の休職期間中、一週間に一回通院して、抗うつ薬と精神安定剤、睡眠導入剤を処方してもらった。主治医からは通院は二週間に一回でもいいと言われていたが、「休職して家に閉じこもっていても憂うつになってくるし、先生と会って話すと少し気が紛れるようにも思って、一週間に一回を自分から希望したん

です」。休職に入って一週間が過ぎたあたりから、睡眠導入剤は飲まなくても眠れるようになり、焦燥感や不安感、体のだるさなどはずいぶん改善された。「二週間ぐらい経った頃には、全く症状は出なくなって、前より体の状態は良くなっていた。治療の効果というより、ゆっくり休めたのが良かったのかもしれません」。

⑤**復職までの経緯**　「一カ月以上休むのは、さすがに職場の目が気になるので……診断書通り一カ月の休職で復職しようと考えていました。先生（主治医）は僕のことを気遣ってくれているようで、『まだ具合が悪いんです』なんて言うと、休職期間を延ばしてくれそうな雰囲気でしたけれどね」。主治医の「復職可」の診断書を提出し、産業医（常勤の内科医）と面談して、復職が決まった。「産業医は主治医の判断を重視しているようで、ほとんど質問は出なくて、何のための面談なのかな、って思いました」。

⑥**復職後の状況**　仕事を淡々とこなし、職場の人間関係も以前と変わりない。「逆に僕の体に気を遣ってくれて、仕事もセーブさせてもらっています。今は、実績を残すより、ストレスをためずに仕事を続けてこなしていくしかないですね。とりあえず……」。

⑦**仕事、会社（職場）との関係**　まだうまく整理できていないが、うつ病になったのは、「自分のせいじゃなくて、会社がいけなかった」という思いが強い。「僕の実績を正当に評価しないで、過小評価された結果、同期に課長ポストを奪われてしまったから」。だが、生活していくためには仕事を辞めるわけにはいかず、会社の制度を利用して一定期間休むことができたのは良かったという。「**だから、休職して会社に迷惑をかけたとか、悪かったとか、全然思っていませんよ**」。

⑧**うつ病に関する事前知識**　症状を自覚する数年前から、**テレビのCMを見たり、ビジネス系雑誌、週刊誌などを読んで、うつ病は特別ではなくて、身近な病だと認識していた**。「普通の会社員でもうつ病にかかるんだ、と少し意外だったのを覚えていますね」という。当時、雑誌に自己診断チェックリストが掲載されていて、実際に試したこ

ともあった。「今回受診する際も、あの時読んで記憶していたうつ病の症状を思い出して、症状を先生（主治医）に強く訴えました」。

〈5〉患者がうつ病と診断されたことに安堵感を抱いている。

代表的事例：五一歳、女性。既婚、子ども一人。中堅流通チェーン・マーケティング部門専任部長職。栃木。

雇用機会均等法施行の翌年に入社し、男性と肩を並べて仕事、さらには結婚、子育てとも両立して頑張ってきたが、出世では同期の男性から大きく遅れ、結局部長職には就くことができず、「専任部長」という名ばかりの管理職に就き、自分では閑職という認識でやるせない気持ちになっていた頃から次第に、発汗や抑うつ症状、睡眠障害など心身の不調を自覚するようになった。まず婦人科にかかり、「更年期の症状ではないか」と言われ、漢方薬や精神安定剤、睡眠導入剤を処方してもらったが、思うように症状が改善せず、自分は何の病気なのかわからず、いっそう不安が募った。婦人科の医師の紹介で、総合病院の精神科を受診したところ、「軽度のうつ病」と診断された。**はっきりと病名を言われ、それまでは変な病気で、治らないのではないかと思い詰めていたため、「逆にほっとした」**という。

当初は二週間の休職。休職に入ってから数日で快方に向かったが、復職時期が近づくとまたうっ屈した気分になった。復職の自信がなかったため、主治医に頼んでさらに二週間休職期間を延ばしてもらった。復職前の産業医面談では、「主治医はどう言っているか?」と繰り返されるばかりで、産業医からのアドバイスなどは特になかった。

※診断基準DSM-5の九つの症状に該当するのは、⑴⑷の二つだけで、うつ病の診断基準には該当せず。

① **診断までの経緯**　雇用機会均等法施行（一九八六年）の翌年の一九八七年に入社し、精一杯仕事を頑張ってきた。同期や入社年次の近い女性社員が結婚、出産を機に辞めていくなか、夫の理解もあり、実の両親と同居して、実母

が子どもの面倒を見てくれたため、何とかやってこられた。だが、同期の男性からは出世では大きく後れを取り、課長までは数年遅れで何とか就けたが、部次長や部長職ポストは手に入れることができなかった。家庭と両立しながら仕事で活躍する女性を増やそうという社会の風潮のなか、上司からは「女性社員の見本になってほしい」などと言われて頑張ってきただけに、出世競争に完敗し、数年前から「専任部長」という名ばかりの管理職、つまり閑職に就いていることが、つらく、やるせない気持ちがとても強くなっていた。

二年ほど前から次第に、心身に不調をきたすようになった。発汗やだるさが最初の症状だったため、閉経前の更年期症状が出始めたのかと思い、婦人科を受診して漢方薬や精神安定剤を処方してもらったが、後から出始めた抑うつ症状や睡眠障害などは数カ月経っても改善されなかったため、とても不安になった。通っていた婦人科の先生に紹介してもらい、総合病院の精神科を受診した。二〇項目ぐらいの問診に答えたら、即「軽度のうつ病ですね」との診断だった。「**はっきりうつ病という病気だと診断されて、逆にほっとしました。何かわけのわからない変な病気だったら、治らないんじゃないかって、とても不安だったので……。それに前に週刊誌とかを読んで、うつ病は誰でもかかることのある一般的な病気という認識もあったので、安心したんです**」。主治医からは、「薬を飲んで休養すれば、治りますよ」と言われたという。

②**休職までの経緯**　それまで会社に心の病で休職できる制度があるのかどうかは、知らなかった。診断書を出して休職したいと申し出た時点で、すでに会社ではメンタルヘルス不調を訴える社員の相談窓口を設けていたり、月に二回精神科の産業医が希望者の面談、診察に応じたりしていることを知った。会社側もうつ病による休職に難色を示すことは全然なく、逆に上司は不調を気遣い、「十分に休養して、しっかりと治したらいい」と言ってくれた。私としては、過去に育児休業を八カ月程度取得したことがあったが、当時は会社への気兼ねもあり、育児で大変だったために休んだという感覚がなく、今回は「**就職してから最も長い休みで……正直これでちゃんとした理由で、気**

兼ねなく、一定期間休めるんだという安心感に近いような感覚でした」。

③**発症要因の自己分析**　結婚、出産後も職務を継続する女性社員の先駆けとして頑張ってきたが、もう出世の道も絶たれ、これまで蓄積してきた経験を生かす場も与えられないのか、というかなり沈み込んだ気持ちや絶望感が高まった。生活は夫の収入でやっていけるが、ここで辞めてしまうのも悔しいという思いもあった。こうしたストレスが大きかったのではないか、と分析している。

④**休職中の過ごし方**　最初の診断書では、「二週間程度の自宅休養、通院加療を要する」という内容だった。**先生は「もっと長く**（休めるように）**できますよ」と言ってくれたが、多少の後ろめたさも無くはなかったので、そのままにしてもらった。**だが、実際に症状は休職開始から数日で快方に向かっていたが、またあの職場に戻るのかと思うとうっ屈とした気分になり、復職する自信が湧かなかった。「**もう少し休みたかったので、休職期間が切れる数日前に、先生に『改善は見られるが、復職までにはさらに二週間の自宅静養、通院加療が必要』という診断書を書いてもらって会社に提出し、上司からも了解してもらいました**」。

⑤**復職までの経緯**　閑職とはいっても会社に居づらくなるのではないかという思いもあり、一カ月以上は会社を休めないと考えた。主治医に復職可能であるという内容の診断書をもらい、会社の（常勤の）産業医（健康管理センター長）と面談し、その結果を踏まえ、人事部と所属部長と面談して、復職が正式に決まった。

⑥**復職後の状況**　復職後一週間は、退勤時間を一時間早めた時短勤務で、その後、通常勤務に戻った。「職場の人間は、私がもともとラインからは外れていてそれほど仕事の進捗に影響するような仕事を任されていないのもあるが、ある程度好意的に迎えてくれたように感じた」という。

⑦**仕事、会社**（職場）**との関係**　当面は退職するつもりはないが、六〇歳の定年まであと一〇年近く勤められるか、というと自信はない。ただ、こうしてメンタルヘルスの不調で仕事を辞めずに、休むという方法を選択して、

また復帰して仕事を継続できるということもわかり、良かったと思っている。**「また不調があれば、休職して仕事を続ければいい、というふうに考えておけば、ストレスをためずに気楽に定年まで続けられるかもしれませんし……」**。

⑧うつ病に関する事前知識　男女問わず、仕事の環境が大変だったり、人間関係で悩んでいたりするとうつ病やうつ的症状が出て、現代社会ではそういう人が増えている、ということは女性誌で読んである程度知っていた。もともと更年期症状の情報が欲しくて女性誌の記事を探していたが、「心の病だって更年期と同じで、加齢やさまざまな環境の変化などで出てくるのだろうし、**特別な病気という認識は症状を自覚する前からなかったように思いま**す。それに、雑誌の情報では、受診して抗うつ薬などの投薬治療を受けて、体を休めれば治る病気で、薬の副作用を気にする必要もない、というようなことも書いてありましたし……」。

【ケースC（ケースBにインタビュー対象者の「語り」から推測される主治医・産業医の心理面を加えたケース）】

〈6〉主治医が積極的にうつ病診断を出している（うつ病診断を希望している患者の意向を尊重）。

代表的事例：三六歳、女性。独身（未婚）。大手生活雑貨製造・販売会社。愛知。

明確にいつからかは自覚していないが、少しずつ、出社前に朝起きるのがとてもつらくなり、しばらくして軽いめまいやのどの不快感などの身体的な症状と、自分は何をやっても成果が上げられないという無気力感、焦燥感、不安などの精神的な症状が出てきた。毎日症状があったわけではないが、徐々に**「出社することが嫌になった」**という。

メンタルクリニック（精神科）を受診し、主治医につらい症状とともに、職場でやりたい仕事を任されず、上司との関係も悪化していることを伝え、**「出社したくない」と強く訴えた。**診断は「軽度のうつ病」とのことだった。**主治医は自身のつらさに共感し、同情もし、「私のためを思ってうつ病と診断してくれた」**と感じている。だが、処方された抗うつ薬を飲むと吐き気がして苦しくなり、二週間も経たないうちに勝手に服用を止めてしまったという。

※診断基準DSM-5の九つの症状に該当するのは、(5)(6)の二つだけで、症状の持続期間等も含めて、うつ病の診断基準には該当せず。

※患者の「語り」から推測される主治医の心理面：症状はうつ病診断には該当しないが、患者が職場でのストレスやつらさを訴え、強く休職を希望しているため、患者にとっては会社を休んだほうが心身ともに少しでも楽になるのではないかと考え、「うつ病」と診断した。

①診断までの経緯　大学卒業後、就職難で正社員職に就けずに数年間、契約社員をしていたが、リーマン・ショック（二〇〇八年九月）直後、契約途中で解雇された。その後、派遣会社に登録して現在の会社に派遣されたが、働きぶりが認められ、中途採用の試験を受けて正社員として登用された。当時、派遣から正社員になるのは会社で初。仕事内容がより責任のあるものに、また職場の人間関係もより深いものになって、気負いもあって焦り、仕事がうまく処理できなくなっていた。出社前に朝起きるのがつらく、一カ月過ぎたあたりから、職場で軽いめまいや手足のしびれ、のどの不快感、イライラ感、無気力感などが出るようになった。健康・医療系の本を買って読み、更年期前の不定愁訴なのか、心の病なのかわからず、病院に行ったほうがよいと考えてメンタルクリニックを受診した。

受診したメンタルクリニック（精神科）では、先に記入した十数項目ぐらいの問診票に沿って、主治医（心療内科医）から質問された。さらに職場の状況や私生活など事細かく聞かれて少し戸惑ったが、仕事の悩みや会社に行くのが嫌な気持ちが強いことを伝えた。主治医は「そうですか」「大変ですね」と繰り返し、「私のことを親身になって気遣ってくれ、共感して、同情してくれているようにだんだん思えてきました」。（初診時の）最後のほうで、「先生から『仕事は休みたいですか？』と聞かれ、『休みたいです』と返事をしたすぐ後に『軽度のうつ病ですね』と診断結果を告げられました。先生が私のためを思ってうつ病と診断してくれたように感じました」。まず、一カ月の休養・加療を要するという診断書にしてよいか聞かれ、さらに続けて「**先生（主治医）から『もっと長いほうがいいですか？』と尋ねられましたが、会社に居づらくなるといけないので、一カ月のままにしてもらいました**」。

②**休職までの経緯**　正社員になってから一年弱だったので、仕事を休むことには申し訳ない気持ちと、実績も上げていないのに休むことへの不安もあったが、主治医を信頼し、休んで病気を治したほうが良いと判断した。課長に口頭で伝え、同じ日に課長同席で部長と面談し、診断書を提出した。課長、部長ともに仕事を休むことに不快感は示さず、理解してくれたように思う。引き継ぎをし、翌日から一カ月の休職に入った。

③**発症要因の自己分析**　職場環境が変わってうまく適応できていなかったこと、また私生活でも、婚活（結婚相手探しのために合コンや業者主催のパーティーに参加するなどの活動）をしているが、相手に巡り会えないまま、三〇歳代後半に差し掛かり、出産のタイムリミットもあり、かなり焦っているという意味では、仕事と私生活の両方で深い悩みがあったことが影響していたかもしれないと考えている。

④**休職中の過ごし方**　休職してまず、朝ゆっくりと眠れること、仕事のことを考えなくてもよいことに安心感のようなものを抱いたような気がするという。週に一回、クリニックに通って、初診時に比べると診察時間は短くなったが、それでも「**先生（主治医）といろいろ話しているうちに、徐々に気が楽になっていったように思います**」。一方で、抗うつ薬を飲み始めてから数日で、吐き気や口の渇き、便秘、眠気などのそれまでなかった症状が出たのだという。「**苦しくて困って……先生（主治医）に言っても、『副作用が出る人もいるけれど、しばらくすれば慣れますよ』と言われ、信頼していただけにがっかりしたのを覚えています**」。結局、主治医には黙って、抗うつ薬は二週間ほどで服用を止めてしまったという。抗不安薬のほうは副作用は感じられず、効いていたという自覚はあるが、抗うつ薬は副作用だけで、効果自体はよくわからないという。「**もともと気分が沈み込むようなうつ的な症状は強くなかったので、今思うと、本当にうつ病だったのかどうかさえわかりません**」。

⑤**復職までの経緯**　休職期間の期限が近づいた頃、「先生（主治医）から『今、仕事に復帰したいですか？』と意思確認をされ、私としては一カ月以上も休むと仕事がしにくくなるといけないと考えて、『復帰したいです』と答えました。なんか……先生の判断というより、私の希望に沿って動いているようで、違和感があったのは確かですね」。主治医からは完治したわけではなく、うつ病は再発することが多いため、職場復帰後も二週間に一回、通院を続け、薬を飲み続けるように言われたという。

⑥**復職後の状況**　復職してから仕事のほうは上司の配慮もあって少し量を減らしてもらったので、手が回らないということはなかった。ただ、気がかりだったのは、もともとあった軽いふらつきや手のしびれがまた出てきたこと。さらに、いったん服用を止めていた抗うつ薬を復職する頃から再開していたためか、抗うつ薬の副作用かと思われる便秘や口の渇き、眠気も続いていたことだ。「もちろん、先生（主治医）には伝えましたが……以前と同じで、飲み続けても大丈夫としか言わなかったので、また不安になりました」。結局、復職後三カ月ほどは通院して抗うつ薬も副作用を我慢して飲み続けたが、治したい症状である軽いふらつきや手のしびれ、のどの違和感は治らず、自然とクリニックから足が遠のいた。

⑦**仕事、会社（職場）との関係**　今（インタビュー調査時）通院を止めて半年以上経ち、便秘や眠気などは無くなったが、残業が重なった時や寝不足の時などは、今も時々、ふらつきや軽いめまい、手の甲や手首にしびれが出るという。「正直、何が病気で、どうなったら病院に行かなければならないのか、よくわからなくなりました」。無理することなく仕事に取り組めるように、アロマキャンドルを自宅で焚いたり、ハーブティーを飲んだり、安眠まくらを使ってみたりと、薬に頼らず、健康を維持する方法を模索し続けている最中で、軽いめまいなどの症状は少しずつ回復しているという。

⑧**うつ病に関する事前知識**　もともと更年期前の不定愁訴とか婦人科系の症状か、そうでなければうつ病かもし

れないと考え、健康・医療関連本を読んでそれらについては基本的な知識は頭に入れていたつもりだった。だが、実際に受診してみて、「**いまだに自分がうつ病だったのかどうか疑問です**」。ではいったい何の病気だったのか、それ以前に本当に病気だったのかを最近は疑問に思うという。「お医者さんも含めて、誰もわからない病気、というか、病気じゃない症状というか、があるんじゃないか……。はっきりとはわからないんですが、結局はそのー、自分自身が乗り越えていかなければならない何か、があるんじゃないかと思っています……」。

〈7〉主治医が積極的にうつ病診断を出している（薬を処方したいため）。

代表的事例：五三歳、男性。既婚、子ども三人。中堅ゼネコン・専任部長（技術職・一級建築士）。埼玉。

技術職で入社し実績を積み上げてきたが、部長ポスト争いで同期に敗れ、ラインから外れた専任部長職に就いたことで、仕事のやりがいを失ってしまった。だが、大学生や私立大学受験を控えた子どものことを考えると、仕事は辞められない。情けないような気分になって落ち込むことが多くなり、職務にも集中できず、頻尿や性機能障害、不眠も出てきたため、以前雑誌で読んだことのあった男性の更年期障害かと思い、まず男性更年期の専門外来を受診してホルモン補充療法や漢方薬を処方されたが、精神症状は改善されなかった。このため、開業医の精神科医院を受診したところ、「軽症うつ病」と診断された。

主治医の指示通り、一カ月休職することになったが、治療では主に新規抗うつ薬のＳＳＲＩを処方された。初めての薬で少し不安だったが、**主治医は「この薬は副作用もなく、いい薬だから安心して飲めますよ」と強く勧めた**という。しかし、**抗うつ薬は飲み始めから吐き気が強く、飲み続けるのがつらかった**。主治医からは飲み続けるように言われたため、我慢して飲み続けた。症状がほぼ回復していたにもかかわらず、主治医からは投薬治療の継続だけでなく、**休職期間をさらに二週間延長することを勧められた**。だが、飲み続けるのがつらく、一カ月半の休職期間期日の約一週間前から、主治医には黙って飲むのを止めた。症状の改善は「**薬に効果があったためなのかどうか、よくわからない**」という。

※診断基準DSM-5の九つの症状に該当するのは、(1)(4)(8)の三つで、うつ病の診断基準には該当せず。

※患者の「語り」から推測される主治医の心理：症状はうつ病診断断基準に該当しないにもかかわらず、抗うつ薬を処方したいために、「うつ病」と診断した。

①診断までの経緯　技術職で入社し、一級建築士として実績を積んできたが、二年前に部長ポスト争いで同期に敗れ、勤務する会社ではラインから外れた名ばかりの管理職である専任部長職に就いた。窓際に追いやられた思いが強く、絶望感が募り、何のために仕事をしているのか、わからなくなって落ち込むことが多くなり、職務にも集中できなくなってしまった。大学生の長男、次男と、私立大学受験を控えた長女の三人の子どもの学費も必要で、稼がなければならない。

我慢して出社していたが、体の節々の痛みや不眠の症状も現れ、さらに頻尿や性機能障害まで出てきて、ショックだった。以前、ビジネス誌で男性にも更年期障害が起きることがあるという記事を読んでいたこともあり、ある大学病院の男性更年期外来を受診した。問診や血液検査の結果、男性更年期障害と診断され、二カ月ほど月に二回通い、男性ホルモンを筋肉注射するホルモン補充療法と漢方薬の投与を受けた。だが、頻尿や性機能障害は改善されたものの、抑うつ症状が改善されず、自身の判断で、知り合いに知られたくなかったため、自宅からも会社からも離れた場所にある開業医の精神科医院を受診した。そこで問診の結果、「軽症うつ病」と診断された。診断を受けた時は、「**症状が治らず不安だったので、**(うつ病と診断された)**当時は病気であることがわかり……それに何より、先生**(主治医)**が『薬を飲めば必ず治る』とおっしゃっていたので、ほっとしたというのが正直な気持ちでした**」。

②休職までの経緯　精神科を受診した時には体よりも抑うつ症状のほうが強く、朝起き上がれない、憂うつな気

持ちになって出社したくないような状態となっていたため、主治医の指示通り、一カ月休職し、通院治療をすることにした。会社の従業員のメンタルヘルス不調に関する制度は他社に比べると進んでいたほうであると認識していて、実際に数年前に他部署の課長から、部下がうつ病で休職していることを聞いたことがあったので、会社に診断書を提出して休職を申し出ることに抵抗感はなかった。ラインは外れてはいても専任部長という建て前上は管理職待遇であるため、もし一カ月以上休むとなっていたら、さすがに気が引けたが。症状を治すことを重視した。

③**発症要因の自己分析**　症状が現れ出した時期からして、部長ポスト競争で同期に負けたことによるストレス、精神的負荷が大きかったためだと考えている。数年前、部次長職の頃までは管理職に就きながら、専従ではなくとも技術者として培ってきた技術やノウハウを生かすことができていたが、ラインから外れたことで絶望感が募ったという。

④**休職中の過ごし方**　新規抗うつ薬のＳＳＲＩと睡眠導入剤を処方された。心の病に関する薬を飲むのは初めてだったため、不安になったが、主治医は「この薬は以前の三環系という薬と異なり、**副作用もないし、いい薬だから、安心して飲めますよ。しっかり薬を飲んで休養すれば、必ず治りますから**」と薬の効果を強調したという。しかしながら、抗うつ薬を飲み始めてから、**軽い吐き気や気持ち悪さなどが出て、飲み続けるのがつらくなった**ので、そのことを主治医に伝えると、「**まれにそういう**（吐き気など）**症状が出る人もいますけど、続けて飲んでいれば慣れます。大丈夫ですよ。飲み続けないと、せっかくいい薬なのに効果が出ませんからね**」と飲み続けるよう指示した。休職に入ってから二週間ぐらいで、抑うつ的な症状は出なくなり、睡眠導入剤を飲まずに夜、眠れるようにもなっていた。結局、症状の改善については、「**薬に効果があったためだったのか、それとも、会社を休んだことでずっと見舞われていた悩み、ストレスから一時的にでも解放されたせいなのか、よくわかりません**」と振り返る。

⑤**復職までの経緯**　休職期日の数日前に主治医を受診し、当初の一カ月という休職期間で復職できるかについて

診断を受けた。主治医は復職可能という判断をすると思っていたが、「意外にも、**『もう少し自宅静養（休職）の期間を延ばしませんか？』と尋ねられ、戸惑いました**」。**主治医は、仕事を休んでいたほうが、薬をしっかりと飲んで治療に専念できる**、また復帰すると治療がおろそかになってしまう、という見解だった。「復職が迫ってまた憂うつな気分も高まってきていたので、また休みたい気持ちになって、症状は以前よりは改善されているが、さらに二週間の自宅静養、加療を要するという内容の診断書を発行してもらいました」。

合わせて一カ月半の休職期間終了を前に、復職可の診断をした後、**「先生（主治医）が、復職しても治療、つまり抗うつ薬を飲むことは続けないといけませんよ。これは症状を完治させるとともに、再発を防ぐためにも効果がありますから」**と繰り返し言われたのが印象に残っているという。依然として副作用と見られる症状が続き、抗うつ薬は復職する一週間ほど前から、主治医には黙って飲むのを止めた。思い返すと、診察時間は初診時は約三〇分だったが、徐々に短くなって二週間ほど過ぎた頃には五―一〇分程度になっていた。「病気も薬も先生（主治医）も、何を信じていいのか、わからなくなってしまっていた」という。

⑥ **復職後の状況**　復職後、一カ月半ほどは二週間に一回、主治医が開業する精神科医院に通い、実際には飲むのを止めてしまった抗うつ薬の処方を受けていたが、その後、主治医の指示は出ていないが、自分の判断で治療を辞めた。今（復職から半年が経過）は以前と同様、専任部長として仕事を続けている。時々、仕事の敗北感に見舞われ、気分が沈むことはあるが、以前に比べて大きなストレスをため込むことなく、精神のバランスを整えることができるようになったという。

⑦ **仕事、会社（職場）との関係**　休職中にいろいろな本を読むなどして、五〇歳代という年齢の前に立ちはだかる仕事の壁は、自分だけにあるのではない、むしろ苦しんでいる人のほうが多いのではないか、と考えるようになった。「仕事や会社は自分の思い通りにいかないのだから、折り合いをつけていかないとダメだと考えるようになり

ました」。

⑧うつ病に関する事前知識　症状が出る以前に、ビジネス誌や週刊誌で男性の更年期障害とともに、職場のうつ病、メンタルヘルスなどに関する記事が特集されていて読み、日常の職場でメンタルヘルス不調を訴えるサラリーマンが増えていることを知った。ただ当時は、「いろんなストレスがより増える中年層は大変だな」と、どちらかというと、他人事のように感じた記憶があるという。

〈8〉産業医が早期の職場復帰と治療終了を求めている（休職長期化に伴う生産性低下を回避するため）。

代表的事例：四二歳、男性。独身（離婚を経験、子ども一人）。中小の食品加工会社・営業部門係長職。宮城。

リーマン・ショック（二〇〇八年九月）以降、会社の経営が思わしくないうえに、東日本大震災（二〇一一年三月）による被害で経営はさらに悪化し、業績回復のため昼夜、週末問わず仕事に追われ、心労が重なっていた。もともと体は丈夫で精神的にも強いと自覚していたが、同震災から二年ほどして少し業績が回復した頃から、何にも興味が湧かず、疲労感や集中力の低下、さらには離婚し、子どもとも離れて一人暮らしで悲しいなど、気持ちがふさぎ込むことが増え始めた。かかりつけの総合クリニックの内科から同じクリニック内の精神科受診を勧められ、そこで「軽症うつ病」と診断された。主治医から「最低でも二週間は仕事を休むべき」と言われ、休養したかったのもあったので、その通り会社に診断書を出して休職することにした。

休職に入ってから四日目に産業医と面談し、症状がかなり回復していることを伝えると、**産業医から「早めに仕事に復帰したほうがいい」**と言われた。**会社側の医師でもある産業医からそう助言され、「これは、あまり長く休まないほうがいい」**と感じ、主治医には休職期間を一〇日間に数日早めてもらい、職場に復帰した。

主治医は「焦らず、じっくりと」、産業医は「早く職場復帰を」というように、主治医と産業医が言うことが正反対だったことに戸惑ったという。さらに、復帰後の面談でも**産業医の判断は**、主治医の治療継続の判断に反して**「もう通院しなくてもいい」**だった。

※診断基準DSM-5の九つの症状に該当するのは、(1)(2)(6)(8)の四つで、一定の持続期間があるが、うつ病の診断基準には該当せず。

※患者の「語り」から推測される産業医の心理面：主治医の判断に反し、休職長期化に伴う生産性の低下を防ぐため、早期の職場復帰、さらには治療終了を求めている。

①診断までの経緯　リーマン・ショック以降、会社は経営不振に陥っていたが、東日本大震災を契機に、経営はさらに悪化していた。工場も事務機能のある本社も幸い同震災の被害は少なく、一部故障した機械を直すなどして震災後一カ月後には工場稼働が再開したが、工場労働者の中からはレイオフ（一時的解雇）となる者も出るなど、労働環境は非常に厳しく、昼夜、週末問わず業績回復のために仕事に追われていた。

それまで体は丈夫で、営業ひと筋で鍛えられ、精神的にも強いほうだと思っていた。ところが、震災から約二年が経過し、少しずつ会社の業績が回復し始め、少しほっとした気持ちになりかけていた頃から、何事にも興味を持てず、疲労感や集中力の低下などを自覚するようになった。元来、前向きで明るい性格だったが、これから会社で自分は生き残っていけるのか、離婚して一人で、別れた妻と暮らす子どもとも会えずに悲しいというような、不安やふさぎ込む気持ちも増えていった。半年ほど過ぎた頃、取引先との商談の時間を間違えて遅刻したり、大切な書類をどこかに置き忘れて見つからなかったりと、職務に支障をきたすミスが重なる。かかりつけの総合クリニックの内科を受診したところ、同じクリニック内の精神科を受診するよう勧められた。そして「軽症うつ病」と診断された。

うつ病診断については、**「自分は心の病にかかるような、精神の弱い人間ではないと思っていたので……正直、ショ**

ックでした」。仕事での疲労、ストレスが影響しているのではないかと考えたが、主治医から「心配することはないから、焦らず、じっくりと治していきましょう」と言われ、自分なりに受け止めることができたという。

②**休職までの経緯**　主治医からは「できれば一カ月仕事を休んで休養しながら治療するのがベストだが、難しければ最低でも二週間は仕事を休むべきと言われた。二、三日はどうすべきか迷い、診断書を書いてもらうのを見送ったが、不調を治さなければ余計に会社に迷惑がかかると判断し、再び受診して、「二週間の自宅休養、通院治療が必要」という診断書を書いてもらった。上司に診断書を提出して休職を願い出る時には緊張したが、上司はわずかに戸惑ったような表情を見せたものの、理解してくれたようだった。

③**発症要因の自己分析**　主治医の指摘通り、過労が原因だったのではないかと思っている。もともと体力的、精神的にも強いと自信があったが、中年に差し掛かかり、以前のように無理がきかなくなっていたところに大きなストレスがかかったというのも、よくなかったのかもしれないと考えている。

④**休職中の過ごし方**　休職が決まった際に、上司から休職に入ってからできるだけ早めに、会社が契約している産業医を兼ねている開業医（内科医）の面談・診察を受けるように指示された。産業医は常勤ではないので、予約を取り、休職に入ってから四日後に社内で会った。面談の際に産業医から、症状や治療状況、主治医がどう判断しているかなどを詳しく尋ねられ、疲労感やふさぎ込む気分などはかなり治まっていることを伝えた。すると、産業医は「心の病はクセになってしまうから、少しは無理してでも早く仕事に復帰したほうがいいですよ。きっとあなたなら大丈夫ですよ」と話した。産業医は会社側の人間という認識があったので、戸惑うと同時に、「これは、あまり長く仕事を休まないほうがいい。下手をするとリストラの対象にされ兼ねない……」と危機感のようなものを感じた。抗うつ薬と精神安定剤を処方されていたが、薬の効果で回復したのか、久しぶりに体を休めることができたためなのか、わからないという。

⑤復職までの経緯　産業医面談翌日に、当初の予約日より早めに受診し、主治医に休職期間を一〇日間に数日早めてもらうように依頼して同意してもらい、その後すぐにその旨を上司に電話して伝えた。上司からは「早く復帰してくれると助かるよ」などと言われたという。改めて受診し、主治医から復職可能の診断書をもらった。

⑥復職後の状況　早く復帰して良かったと思っている。仕事量は休職前とほとんど変わらずに忙しいが、自分としては早期復帰で休職していたことの後ろめたさが軽減されるので、気が楽という。精神科へは、復職後も二週間に一回受診して薬を飲んでいた。会社からは復職後しばらくは産業医の面談を受けるように指示されたので、こちらも二週間に一回、面談した（この産業医面談は復職から四カ月続く）。**主治医と産業医の判断は復職後も正反対で、主治医は「焦らず、無理せず、薬を飲んでじっくりと治していきましょう」**に対し、**産業医は「そこまで症状が改善して、現に仕事を頑張っているのですから、もう通院しなくてもいいんじゃないですか」**というように。産業医は内科医であるため、心の病の専門医である主治医の判断を優先すべきとも思ったが、**「完全に産業医の指示に誘導されました」**と振り返る。結局、精神科へは復職後三回受診しただけで（この間約一カ月半）、主治医には何も伝えずに通院を止めた。

⑦仕事、会社（職場）との関係　今も（うつ病による休職から約二年経過）、時々、残業など重労働が重なった時などに、気持ちが沈むような抑うつ症状が出ることがある。病気なのかどうか、自分でもよくわからない。仕事を休んで休養すれば治るような気もしている。うつ病による休職を経験して感じたのは、「通院も含め、自分で体調管理をしっかりとしつつ、できるだけ会社を休まず、仕事を継続していくことが大事」ということだ。「そういう意味では、産業医の先生が言ったこと――僕のことを考えてのことだかどうかはわかりませんが――早く復帰しろ、というのは当たっていたかもしれませんね」。

⑧うつ病に関する事前知識　うつ病の症状を自覚するまで、うつ病をはじめとする心の病に関する知識はほとん

どなかった。「自分は心の病にかかる人間じゃない、強いんだ」という思いがあったから、知ろうともしなかった。

〈9〉産業医が早期の職場復帰と治療終了を求めている（主治医の診断・治療に疑念を抱き、患者のキャリアを考慮して）。

代表的事例：三〇歳、男性。独身（未婚）。中小下請け（大手IT企業の協力会社）・SE。千葉。

中小のIT企業に所属するSEで、大手企業の下請けとして企業内に入って仕事をするなかで、自身の下請けという弱い立場や人間関係の悩みなどから、ストレスを強めていった。大手企業に派遣されて仕事を始めてから三カ月ぐらい経った頃から、打ち合わせなど人前に出ると心臓がドキドキして不安になることが続き、職務に集中できなくなった。仕事に支障をきたすまでになったため、所属会社の先輩に相談、小規模の総合クリニックの心療内科を受診した。「軽いうつ症状」とのことで、**「診断名は『うつ病』でいいですか？」と逆に主治医から尋ねられた。**仕事から離れたい気持ちが強かったので、休職期間一カ月で診断書を発行してもらった。

休職期間の後半、三週目に入った頃から症状は回復し、自宅で好きなゲームをできるなど気持ちが上向いていた。休職期間半ばに会社が契約している精神科の非常勤の産業医の面談を受けると、**産業医は「うつ病は正常と病気の境界があいまいで、あなたはうつ病ではなかったかもしれない」「心の病はもう治っている」「復帰が遅れると仕事がやりにくくならないか？」**などと言われた。このため、主治医に頼んで休職期間を一週間早めて三週間にしてもらい、仕事に復帰した。復職後しばらくして通院は止めた。産業医の言ったように**「早く職場に戻ってよかった」**と思っている。

※診断基準DSM-5の九つの症状に該当するのは、(8)の一つだけで、うつ病の診断基準には該当せず。

※患者の「語り」から推測される産業医の心理面：主治医の診断・治療方法に疑念を抱くとともに、患者の復帰後の仕事や中長期的視点に立ったキャリアを考慮し、早期の職場復帰と治療終了を助言している。

①**診断までの経緯**　専門学校を卒業後、中小のＩＴ企業に入社し、ＳＥ職に就いた。最初の数年は、本社で業務に就いていたが、三年ほど前から、下請けの協力会社として、大手ＩＴ企業の本社に派遣されるようになった。人見知りでコミュニケーションが苦手で、下請けとして立場が弱いうえに初対面の人ばかりで、人間関係などで次第に悩むようになった。年下の親会社の社員に顎でこき使われているようにも感じ、三カ月ぐらい経った頃から、打ち合わせなどに出ると心臓がドキドキして不安になることが増え、周りから自分の仕事ぶりがどう見られているのか、どうせ低く評価されているに決まっている、と過度に気になり、職務に集中できなくなった。休日には一人暮らしの賃貸アパートにこもって、オンラインゲームをするのが習慣で、ストレス発散になっていたが、症状が出始めてからは休日にも仕事のことが気になってゲームもできず、疲れを癒すこともできなくなっていた。

仕事に支障が出て、職場に迷惑がかかるのではないかと思い、症状を自覚してから半年近く経った頃に、所属企業の先輩に相談したところ、会社でも派遣されている親会社でも、自分と似た症状でうつ病と診断されて休職している社員が結構いるということを教えてくれ、診断書をもらって会社を休んではどうか、と勧めてくれたという。

小規模の総合クリニックの心療内科を受診した。診察では事前に記入した問診票に沿って質問され、すぐに「**軽いうつ症状ですね**」と言われた。病気なのかはっきりしないような言い方だった。**主治医から**「**仕事が大変そうですから、しばらく会社を休んだほうがいいと思いますが、診断名は『うつ病』でいいですか？**」**と尋ねられた**。その時点で、仕事を少なくとも一週間以上休みたい気持ちが強く、また先輩からうつ病で休職している人が増えていることを聞いたことも思い出し、うつ病の診断書を書いてもらうことにした。診断名が決まったら、今度は「**どれぐらいの自宅療養、つまり休職期間にしておきましょうか？　一カ月ぐらい休みたいですか？**」とまた意向を聞いてくれ、その通りで診断書を発行してもらった。

②**休職までの経緯**　まず、所属会社の直属の上司（課長職）を通して、職場を統括するマネジャー（部長職）と、

上司同席のもと面談して説明し、診断書を提出したら、マネジャーからは少し嫌な顔をされたと記憶している。上司の課長はそれほどでもなくむしろ心配してくれたのだが、マネジャーの反応に少し不安になった。

③**発症要因の自己分析**　中小の所属会社から上位にあたる大企業に派遣されて仕事をするようになったことで、下請けから入っているという弱い立場もあり、人間関係をはじめとする職場環境の変化が大きかった。もともと人付き合いが苦手な性格も影響していたかもしれないと分析する。

④**休職中の過ごし方**　休職期間中、一週間に一回診察してもらい、抗うつ薬と精神安定剤、必要な時のみで睡眠導入剤を処方してもらった。休職期間の後半、三週間目に入った頃から、不安感が回復し、それまで前半はほとんどベッドで休みながら、テレビを見るというより、ただつけているだけだったのが、好きなオンラインゲームをしたいという上向きな気持ちになり、実際に楽しめた。

⑤**復職までの経緯**　休職期間の半ばに、所属会社の直属の上司から電話があり、会社が産業医として契約している精神科医と面談するように指示された。治療・症状の現状を聞いたうえで、復職可能時期などについて検討するためという。その産業医は、休職に入る際に提出した診断書を見ながら、詳しい症状やその後の改善状況、症状を自覚した当時の職場環境や仕事内容などを質問した後、主治医が復職可能時期など今後の見通しについてどう言っているかを尋ねた。数日前に受診した際、症状は少しずつ改善していて、予定通り一カ月で復職は可能だが、完治には時間がかかるとみられるので、復職後も通院するよう言われたことを伝えた。

すると、**産業医は「うつ病という病は実は、正常と病気の境界が非常にあいまいで、**気持ち次第で薬なしでも治っていく**軽症、あるいはそれ以前のグレーゾーンもある」**という。さらに、**「最初の頃は本当に軽いうつ病だったかもしれないし、もしかするとうつ病には該当しなかったかもしれません。もう心の病は治っています。必要ない投薬治療は副作用のリスクがあるだけですから、早く終えたほうがいいでしょう」**と言われた。そして、**産業医から早期の職場**

復帰を強く勧められた。仕事に復帰することで、元の生活サイクルに戻り、仕事の達成感などを実感することで精神も強くなる。仕事をすることが健康を維持するいい薬になるのだという。さらに、産業医は「休みが長くなって**復帰が遅れると仕事がやりにくくなりませんか?**」と述べた。主治医と休職や復職の捉え方が違うように感じ、少し戸惑ったという。だが、産業医の言う通り、「休みが長引けばこれまで以上に職場に順応するのが難しくなるし……**主治医より、会社側の人間である産業医の意見に従ったほうがいい、というか、従うしかないと思いました**」。そして、休職期間を当初の一カ月から三週間に早めて職場に復帰した。

⑥復職後の状況　休職前に派遣されていた会社には戻らないと思っていたが、復帰したのは元の職場だった。休職者の復帰時にはいったん元の職場というのが決まりのようではあったが、親会社のプロジェクトチームではこれまでの働きぶりを評価してくれ、休職中に人員を補充せずに空席のまま、復帰を待っていてくれたということを復帰前日に直属の上司である課長とマネジャー（部長）との面談で聞かされた。「うれしく、やる気も出てきました」。職場に迷惑をかけて申し訳ない気持ちもあったが、その分仕事でお返ししなければ、という前向きな気持ちに転換できた。今（調査時）、職場復帰してから一年半近く、同じプロジェクトで仕事をしているが、徐々に自分でも貢献できているのだと感じることができるようになった。また、以前は自分から職場の人たちを避けていたのではないかと思うようにもなった。プロジェクトもあと数カ月で終わり、また別の職場に移ると思うが、最後までやり遂げたいと思っている。

⑦仕事、会社（職場）との関係　復職後、二度（二週間に一回で一カ月）通院して、同じ薬を処方されたが、仕事で前向きな気持ちになるにつれ、薬を飲まなくても平気になっていった。逆に薬を飲むと、たぶん抗うつ薬の影響かもしれないと思っているが、眠気や体がだるい感じになったため、良くないと自分で判断し、優しく接してくれた主治医には悪かったが、通院を止めた。「早めに職場復帰し、仕事をするなかで良い人間関係をつくって、やりが

いを自分から見つけることができるようになりました。**先生（産業医）が言ってくれたように、早く職場に戻って、本当に良かったと思っています**」。産業医の先生には復帰後も半年ぐらいは月に一回面談を続け、「前向きな気持ちにしてもらったように思います。感謝しています」。

⑧うつ病に関する事前知識　自覚症状が出るまでは、うつ病やメンタルヘルスに関する知識は多くはなかった。ただ、テレビや雑誌、新聞など、どの媒体だったかははっきり覚えていないが何かのメディア情報を通して、「重い病気、他人に隠すような病というよりは、現代のストレス社会では自分だってかかるかもしれない病気、という認識はどこか、潜在的にあったようにも思います」。

〈10〉産業医が主治医の診断等を鵜呑みにしている（産業医と主治医の連携が取れていない）。

代表的事例：四七歳、男性。既婚、子ども二人。大手電気機器メーカー・総務部門課長職。大阪。

長年経験を積んできた営業畑から、課長職の役職はそのままで総務部門に異動となり、慣れない仕事で管理職として、職務の管理や部下の指導なども含めてリーダーシップを取ることがうまくいかず、従来にはなかった過度の疲れとストレスがたまるようになった。異動から一年半ほど過ぎた頃から肩こりや関節の痛み、仕事中ぼーっとして集中できない、などの症状が気になり始め二週間ほど続いたため、なじみの内科医の紹介で心療内科（開業医）を受診した。症状がつらいと訴えたら、「**うつ病**」**と診断され、「しんどかったら診断書を書きますが、しばらく仕事を休まれますか？」と聞かれた**。少し考えてから、自身でも休みたいと思い、一カ月の自宅療養、通院加療を要するという診断書を書いてもらった。

前の部署でうつ病で休職した部下がいて、自身もメンタルヘルス対策の管理職研修を受けたことがあり、最近は日常の仕事のストレスからうつ病にかかる会社員が増えていて、それに伴い、メンタルヘルス不調者への制度を充実させている企業も増加していると認識していたので、うつ病で仕事を休むことに特に抵抗感はなかった。

休職に入る直前と復職する直前に、毎週一回会社に来ている精神科の産業医の面談を受けたが、**主治医がどう言っているのかを尋ねるだけで、症状や改善状況を直接聞いてくることはほとんどなかった。産業医は主治医の診断や治療方法、改善状況、復職の可否などの重要な判断をただなぞっているだけだったと感じている。**

※診断基準DSM-5の九つの症状に該当するのは、(6)(8)の二つだけで、うつ病の診断基準には該当せず。

※患者の「語り」から推測される産業医の心理面：主治医の診断・治療方法を鵜呑みにし、産業医自らが、患者から直接、治療内容や改善状況などを聞いて判断することを怠っている。

①**診断までの経緯**　入社以来約二〇年、営業畑を歩んできたが、三年前に総務部門に課長職の役職は変わらず異動した。慣れない仕事で管理職として仕事の管理や部下の育成・指導ほかマネージメントが、前の営業部門と違ってやりにくく、それまで経験したことのなかったような強い疲労感とストレスを感じるようになっていた。今の職場に異動になってから一年半ぐらいした頃から、肩こりや関節の痛み、朝起きづらく、出社しても仕事に集中できない、仕事のやる気が湧かない、などの症状が気になり始める。最初は少し早めの五十肩、つまり加齢に伴う症状が出始めたのかと思っていたが、二週間ぐらい症状が続いたため、区民検診で毎年利用し、胃痛などでたまに診てもらっている総合クリニックを受診することにした。まずなじみの消化器内科の医師に症状を伝えると、「専門の医師に診てもらったほうがいい」と心療内科（開業医）を紹介された。そこでつらい症状を訴えたら、「うつ病」と診断された。軽症とのことで、**主治医は「仕事を続けながらの通院治療でもいいですが、しんどかったら診断書を書きますので、しばらく仕事を休まれますか？」と意向を聞いた**という。

②**休職までの経緯**　診断書の件はいったん保留にして、会社の就業規則をしっかり読んだ。制度上、うつ病などの精神障害でも診断書を出せば休職できることを知った。実際、前の部署でうつ病で三週間程度休職した部下がい

たし、部下のメンタルヘルスについて、一度、管理職研修を受けたこともあったため、**「これなら、問題なく休める」**と思った。課長という立場上、職場に迷惑をかけるという思いは確かにあった。だが、このまま職務を続けても、実績は上げられないばかりか下がってしまい、会社が数年前から人件費削減策で進めている子会社出向・転籍などの社員の左遷や、果ては退職勧奨などリストラ対象となり兼ねない。それなら休職したほうがまだましと考えた。初診の二日後に受診し、一カ月の自宅療養、加療が必要という内容の診断書を書いてもらい、会社の制度を利用して休職した。

診断書を提出した後、会社に常駐している内科の産業医の簡単な問診の後、非常勤の精神科の産業医と、休職に入る前の面談をした。**産業医は主治医がどう言っているのかを詳しく尋ね、症状や労働環境などについて直接、私に質問してくることはほとんどなかった。**産業医は主治医の判断を単に優先しているのか、それとも主治医が出した診断や治療内容について意見を言うことはできないものなのか、そもそも産業医自身で患者の状態を確認しておかなくてもいいのか、などいろいろと疑問に思った。「**産業医の面談が、あまりにもかかっている先生（主治医）の診断や治療方針などを、ただなぞるだけだったのがとても印象的で……この先生（産業医）は何のためにここにいるのか、と不思議に感じたのを思い出しますね**」。

③ **発症要因の自己分析**　会社では人件費削減のためにポスト減らしを行っていて、同期でも課長になれず、子会社に出向したり、閑職に追いやられたりしている者もいる。そんな時に自分が何とかポストを手にできたのはラッキーだと思わなくてはいけないが、得意とする営業部門を離れて、慣れない総務部門では思うように能力を発揮できず、つらかった。これまで培ってきた経験やスキルをもう生かすことはできないのか、課長止まりで終わるのか、と一人落ち込むことが増えていったという。また、自分を正当に評価してくれない会社が腹立たしくもなった。これらのことから、症状が出るようになったのではないかと考えている。

④休職中の過ごし方　休職に入ってからまず、二、三日はほとんど家で寝てばかりいた。長い時で一二時間以上、食べるのも忘れて寝ていたと思う。そうするうちに、以前は自宅にいる間も仕事のことばかり考えていたのが、仕事を忘れられる時間が徐々にできて、少し気持ちが楽になったような気がした。処方されていたのは抗うつ薬と精神安定剤、睡眠薬で、抗うつ薬は最初の数日間、少し胃のむかつきが感じられて、気が進まなかったが、我慢して飲み続けた。「**休職に入ってから一週間ほどで症状はかなり改善していたが、正直、薬の効果なのかはわからない。**主治医が薬を飲んで体を休めれば治りますよ、と言ってくれていたから、薬を飲んでいるから大丈夫という、安心感から治っていったのかもしれない」と振り返る。**休職に入ってから一〇日ほどすると、趣味の将棋を指し始めた。さらに数日すると、今度はこれも好きなゴルフに行きたくなった**が、休職中に趣味で出かけていたことが会社にわかるといけないと考え、自宅近くの小さな屋内練習場に週に二回ぐらい通うようになった。しかしながら、復職時期が近づくにつれ、少し憂うつな気分が戻ってきたという。

⑤復職までの経緯　休職期間が終了する数日前に、まず常勤の産業医（内科医）に簡単に状況を説明した後、非常勤の産業医と面談し、主治医が復職は可能であると判断している旨を伝えた。ここでも**産業医は主治医がどう判断しているのかについて、しきりと質問してきた**という。そしてその場で、産業医からも復職可能の判断が出た。

⑥復職後の状況　職場には休んで迷惑をかけた思いはあるが、周りは復帰を歓迎し、復帰後も体を気遣ってくれるなど、思っていたよりもスムーズに仕事に戻ることができたと思う。今は社内でもメンタルヘルス不調者が増え、その対策の充実が各企業の課題になっていることも、背景にはあるかもしれない。「だから、うつ病で休職したことに対して、今でも後ろめたい気持ちはないですよ」。

⑦仕事、会社（職場）との関係　依然として慣れない職場であることは変わりなく、それなりに仕事のストレスはある。ただ、一カ月休んでいる間に仕事について考えた末、「折り合いをつけるというか……家族もいますし、

あまり根を詰めずに、仕事を続けていくことが大事だなと考えるようになりました。また具合が悪くなったら、休む方法もありますし……」。今（復職後七カ月経過）も心療内科に月に一回通い、精神安定剤と睡眠導入剤をもらっている。睡眠導入剤はほとんど飲まなくても、眠れるようになった。精神安定剤は、仕事が忙しくてイライラする時など、必要な時だけ服用しているという。

⑧うつ病に関する事前知識　世の中で話題になっている旬のテーマについて、本や雑誌などを読む習慣はあまりないが、テレビCMで「お医者さんに相談を」などとうつ病に関するものが流れていたのはうっすらと覚えていた。うつ病に関する知識は主に、会社でのメンタルヘルスに関する管理職研修と、前の部署で部下にうつ病による休職者が出たために、自分で少し調べたというのはあった。

第2節　「診断しない」が八割強

◉再診断結果の全体概要

再診断結果は、九ケース（全一〇ケースのうち、症状などが診断基準DSM-5に該当する純粋に医学的に診断される可能性が高いAの一ケースを除く）について、六人すべての医師がうつ病と「診断しない」が「診断する」を上回った。また、再診断医が「診断しない」としたケースの多くは、主治医によって「軽症うつ病」と診断されていた。

純粋に医学的に診断される可能性の高いケース：DSM-5の診断基準に該当するケースAの一ケースは、すべての医師が「診断する」と回答した。「診断する」の「自信の度合い」の平均も九六・七%と、非常に高い割合であった。

「診断しない」としたケース：六人各医師の「診断しない」ケース数の平均は七・五ケース（各医師の回答の範囲：六―九ケース）で、ケースAを除く九ケースのうち、全六人医師が「診断しない」とした率の平均は八三・三％と高い割合であった。また、同九ケースのうち、「診断しない」としたケースの「自信の度合い」の平均は八三・〇％であった。

「診断する」としたケース：六人各医師のケースAを除く九ケースのうち、「診断する」ケース数の平均は一・二ケース（各医師の回答の範囲：〇―三ケース）で、同九ケースのうち、「診断する」率の平均は一三・三％と低い割合であった。また、同九ケースのうち、「診断する」とした「自信の度合い」の平均は六一・七％であった。

六人各医師のケースAを除く九ケースのうち、「診断しない」率の平均は、「診断する」率の平均の六倍強に上り、それぞれの「自信の度合い」についても、「診断しない」の「自信の度合い」の平均は、「診断する」の「自信の度合い」の平均を二一・三ポイント上回った。

また、「どちらともいえない」としたケース数は、医師二人が回答した二ケース（それぞれ一ケース）だけだった。

表6-1は、全一〇のケースごと、再診断医六人それぞれの診断結果と自信の度合いを一覧表でまとめたものである。

◉再診断医の「診断しない」理由

再診断にあたった医師がそれぞれ「診断しない」としたケースの理由について、五つに分類した。

(1) **症状**　患者が訴える症状の数や継続期間が、診断基準に該当しない。
(2) **改善状況**　治療開始後、患者が自覚する症状の回復が早すぎる。

表6-1　6人の医師の再診断結果

	全体（6人医師）の診断	医師1（開業医，60歳代前半男性）	医師2（総合病院勤務医，40歳代後半男性，精神保健指定医十数年・精神科専門医約10年）	医師3（精神科単科病院勤務医，40歳代半ば女性，精神保健指定医約10年・精神科専門医約10年）	医師4（大学病院勤務医，30歳代後半男性，精神保健指定医約1年・精神科専門医約2年）	医師5（産業医：企業内健康管理センター長・総合病院心療内科医長，50歳代後半男性，心療内科専門医約20年・日本産業衛生学会専門医十数年）	医師6（開業医兼企業の非常勤産業医，50歳代前半女性，日本医師会の認定産業医約10年）
全体（10ケース）の診断		×6ケース 各×ケースの「自信の度合い」 平均73.3%	×6ケース 同81.7%	×7ケース 同80.0%	×9ケース 同86.7%	×9ケース 同92.2%	×8ケース 同83.8%
ケースA〈1〉	○6人	○ 自信の度合い100%	○ 同100%	○ 同90%	○ 同100%	○ 同90%	○ 同100%
ケースB〈2〉	×6人	× 自信の度合い60%	× 同80%	× 同70%	× 同100%	× 同100%	× 同90%
ケースB〈3〉	×6人	× 自信の度合い70%	× 同70%	× 同60%	× 同80%	× 同90%	× 同80%
ケースB〈4〉	×4人 ○2人	○ 自信の度合い70%	○ 同60%	× 同80%	× 同100%	× 同80%	× 同70%
ケースB〈5〉	×3人 ○3人	○ 自信の度合い60%	× 同100%	○ 同60%	× 同90%	× 同90%	○ 同60%
ケースC〈6〉	×5人 ○1人	○ 自信の度合い70%	× 同100%	× 同100%	× 同100%	× 同100%	× 同90%
ケースC〈7〉	×6人	× 自信の度合い80%	× 同80%	× 同80%	× 同90%	× 同80%	× 同90%
ケースC〈8〉	×4人 △1人 ○1人	× 自信の度合い70%	○ 同60%	△	× 同60%	× 同100%	× 同80%
ケースC〈9〉	×5人 △1人	× 自信の度合い80%	△	× 同80%	× 同80%	× 同90%	× 同70%
ケースC〈10〉	×6人	× 自信の度合い80%	× 同60%	× 同90%	× 同80%	× 同100%	× 同100%

【「うつ病」と診断する：○　診断しない：×　どちらともいえない：△】

筆者作成.

⑶ **治療・休職中の行動**　休職に入ってから早々に、趣味に時間を費やす、買い物に外出するなどしている。

といった患者の状態や行動など現象面からの判断要素に加え、

⑷ **患者の心理・意図**　患者が会社を休むためにうつ病診断を希望している。

⑸ **主治医の対応**　主治医が患者の症状よりも、つまり症状が診断基準に該当しなくとも、別の要素を重視し、うつ病診断を出している。

という患者の内面や主治医の対応に踏み込んだ意見もあった。

◉主治医の意図の推察

再診断医が「診断しない」と判断したケースの理由の五分類のうち、〈主治医の対応〉に絞り、より具体的に尋ねた。

主治医が患者の症状が診断基準に該当しなくとも、別の要素を重視してうつ病と診断している可能性の指摘について、主治医がそう考える背景・理由には、次の二つがあるのではないかという意見（両方、またはいずれか）が大勢を占めた。

⑴ うつ病診断による休職を希望している患者の意向を尊重したいという思い。

⑵ 薬（抗うつ薬）による投薬治療を行いたいという意図。

さらに、⑵の主治医が抗うつ薬の副作用を十分に説明することなく、効能効果のみを強調し、服用を強く進めて

いるケースについて、再診断医が推測したその主治医の心理・意図としては、

①ＭＲ（医療情報担当者）に強く勧められるなどして、抗うつ薬への過信があったのではないか。

②投薬治療を続けることによって再診の数を増やし、治療期間を継続・長期化させて、診療報酬を増やしたかったのではないか。

③主治医が患者に抗うつ薬を強く勧めているその意図までは推測できない。

という三つの見解に分かれた。

◉主治医のプロファイル、医療施設規模等の違いによる特徴

六人の医師の再診断結果をもとに、「診断しない」としたケースの主治医のプロファイルとの関連でその特徴をまとめた。

個人経営の開業医で、診療所（クリニックや医院。小規模で医師一人で診るケースが多く、入院施設を有しない、または一九人以下の入院施設を有するもの）の主治医のほうが、病院の勤務医よりも、ＤＳＭ-５など診断基準に基づく純粋に医学的な要素以外、つまり社会的要因の影響を受けて診断している可能性が高いことが推察された。

また病院の中でも、単科よりも複数の科のある病院、さらに総合病院（病床数一〇〇床以上で主要な診療科（内科、外科など最低でも五科）を備える病院）など入院患者の病床数が増えるなど大規模になるほど、診断基準に基づく純粋に医学的な診断を重視している傾向が強いこともわかった。大学病院については再診断のための一〇ケースになく（第５章で紹介した半構造化インタビュー対象者のうち、大学病院を受診した人は存在しなかった）、比較検討は不可能であった。

◉産業医の意図の推察

患者の診断そのものには関わっていないものの、産業医の対応や心理・意図について、推察してもらったところ、主治医の診断や治療内容、復職時期の判断などを重視し過ぎていることについて、産業医が直接、患者を問診するなどして、自ら判断し、主治医の診断、治療方針などに意見を述べたりする姿勢の不十分さを指摘する回答が多くを占めた。

従業員である患者に早期の職場復帰と治療終了を求めていることに着目した見解も多く、その産業医の意図するところとしては、

(1) 主治医のうつ病診断自体に疑問を抱き、患者の職場復帰後のキャリア形成を考慮している。

(2) 生産性低下を回避したいといった企業側の立場に立っている。

と推測する意見（両方、またはいずれか）があった。

また、その他の産業医の傾向として、主治医との連携が取れていないことや、従業員である患者の職場復帰後のキャリア形成への考慮が十分ではない点を問題視する指摘もあった。

◉再診断医のバックグラウンドの違いによる特徴

六人の再診断医の診断結果について、医師の経歴・年齢や、医師が開業、勤務する医療施設の形態・規模についてどのような違いが見られるか、傾向を分析してまとめた。

開業医のほうが、総合病院、大学病院などの勤務医よりも／また、勤務医の中でも医師経験が長いほうが、短い医師よりも、診断基準に基づく診断よりも、患者の職場などでのストレスの大きさや、休職したいという患者の希望を尊重する主治医の判断に共感的、同情的な回答を示す傾向がみられた。

大学病院の勤務医と、産業医は、診断基準による診断をより重視する特徴がみられ（産業医のうち一人は開業医をしながら非常勤で産業医を務めており、この場合はどちらともいえなかった）、診断基準に基づかない、つまり社会的要因の影響を受けた診断を行っている主治医に対して批判的な見方が強い傾向にあった。

診断基準を重視する医師のほうが、再診断において、うつ病と「診断しない」としたケース数が多く、かつ「診断しない」の「自信の度合い」も高い傾向が見られた。

◉操作的診断によるうつ病診断範囲の拡大は五人がNO

操作的診断基準の導入によってうつ病と診断される範囲が拡大したという一部の見解について、再診断医それぞれの臨床現場での経験をもとにした、YES、NOの回答とその理由を整理する。

六人の再診断医のうち、五人がNO（うち一人は「ほぼNO」だが、拡大を全面否定はできない）、一人がYES（「少し広がったが、それは良いこと」）と回答した。いずれの理由も、かつての病因論に基づく診断が主観的に陥りやすく、一方で現在の操作的診断が客観性を高めた科学的な国際基準であり、研究ばかりか、臨床においても有用であるという認識は共通していた。逆に旧来の病因に基づく診断のほうが、実際よりも診断範囲を大きくみていたのではないかという見解が大勢を占めた。

こうした病因論に基づく診断が主流であった時代の要素の一部が、今回、再診断にあたった医師が「診断しない」としたケースにも少なからず、主治医の診断の問題点として出現していた可能性、つまり、うつ病と診断されるべき基準よりも広く、つまり本来よりも多く診断していた可能性を推察する指摘もあった。

一方、YES（うつ病診断範囲が広がった）と回答した医師一人は、かつての病因論に基づく診断が主観的な傾向のため、医師の間に診断のばらつきがあったという認識を示したうえで、自身の臨床においては現在の操作的診断によって診断範囲が少し広がったといえるが、それは診断の網にかからなかった人が病気として治療を受けることで回復し、結果としてＱＯＬ（生活の質）の向上にもつながるため、良いことであるという見解であった。

◉医師ごとの再診断結果

次に、六人それぞれの再診断結果と理由を挙げる。さらに通常の臨床判断、すなわち「うつ病」の診断名をつける場合に依拠し、優先している診断方法について、三項目：〈Ⅰ．**診断基準**に基づく純粋に医学的な診断〉〈Ⅱ．特定の**薬を投与**することを優先した診断〉〈Ⅲ．患者が会社などに提出する**診断書に記載**することを優先した診断〉の中から、選択、または複数該当する場合は優先順位（同列も含む）をつけてもらった結果とその理由を述べる。ＤＳＭの操作的診断基準によって、うつ病と診断する範囲が広がったとする一部の指摘についてどう考えるか、臨床現場での実践からの見解も医師ごとに紹介する。

医師①開業医（精神科医院経営）

六〇歳代前半男性。精神科医として三十数年の経験（医局を経て開業して二十数年）。専門医等の資格なし。大阪。

再診断結果

- うつ病と診断しない：六ケース（自信の度合い：平均七三・三％）
- うつ病と診断する：三ケース（自信の度合い：平均六六・七％）※ケースＡを除く九ケースのうち
- どちらともいえない：なし

〈・ケースＡ＝一ケース：うつ病と診断する（自信の度合い：一〇〇％）〉

診断の優先順位

Ⅲ（診断書）を優先、次いでⅡ（薬）、Ⅰ（診断基準）の順

理由

Ⅲ：診断では当然症状はしっかりと見るが、ＤＳＭの症状の該当数などによる操作的診断基準ではなく、患者が症状を訴えた経緯や要因（職場や家庭環境、それによるストレス因子）を重視している。このため、患者にとってはまず会社を休んで心身を休めることが重要であり、結果、休職するために患者が求める診断書の記載診断名、という観点が優先される。

Ⅱ：私はカウンセリング（心理療法）も重視しているが、それと同様に投薬治療も、症状改善には重要である。このため、例えばうつ病か社交不安障害か、さらには両者の境界的な症状の場合には、社交不安障害にも効果が期待されるＳＳＲＩを使用することが多いため、適応の病名である「うつ病」と診断することがある。

Ⅰ：病因論を排して、単純に症状やその継続期間から診断するＤＳＭの診断基準には、懐疑的な面もある。参考にはするが、独自に問診票（そこに自覚症状が出た直前の環境的な状況も記載してもらう項目がある）を作り、病因論的な診断も重視している。

操作的診断基準によるうつ病診断範囲の拡大の有無：ＮＯ

恩師の影響で、私はもともと病因に基づく旧来の診断法を、ＤＳＭ-Ⅲから操作的診断基準が導入されて以降も臨床判断において重視してきた。このため、今も症状などを重視した診断基準には少なからず違和感を抱いてはいる。ただ、今回の再診断においては、日常の臨床と同様、あくまでも診断基準に該当するかどうかと、患者の職場でのつらい環境や仕事を一定期間休みたいという希望を踏まえてどうすれば患者のためになるか、という点に主眼を置いている。主治医の意図の推測でも、操作的診断基準だから、実際にはそうでない患者をうつ病と診断したと断定できるケースはなかったと考える。

医師②総合病院精神科医長

四〇歳代後半男性。精神科医長。精神科医として約二〇年の経験。精神保健指定医として十数年。精神科専門医として約一〇年。神奈川。

再診断結果

•うつ病と診断しない：六ケース（自信の度合い：平均八一・七%）
•うつ病と診断する：二ケース（自信の度合い：平均六〇・〇%）※ケースAを除く九ケースのうち
•どちらともいえない：一ケース
〈•ケースA＝一ケース：うつ病と診断する（自信の度合い：一〇〇%）〉

診断の優先順位

Ⅰ（診断基準）を優先、次いでⅢ（診断書）、Ⅱ（薬）の順

理由

Ⅰ：DSM-5記載の診断基準の症状を基本に、数項目を加えた独自の問診票にまず患者に診察前に記述で簡単に答えてもらってから、診断時にその問診票をもとに一つひとつ丁寧に質問していき、診断することにしている。ただすべてが該当する患者もいれば、そうでない患者もいる。私は大学の指導教授の影響もあり、かつての病因論に基づく診断も軽視してはいけないと考えている。画一的に症状の数などが該当するからといって機械的に診断するのではなく、環境因子にも着目しながら、診断するようには心掛けている。

Ⅲ：症状を踏まえ、患者の苦しさや、患者から厳しい職場環境の説明や「休みたい」という訴えを聞くと、まず「うつ病」の病名で診断書を提出して通院治療・自宅療養することを優先すべきと考えるため（ただ、患者が「うつ病」を好まない場合は、軽度の症状の者については、「適応障害」「自立神経失調症」などと精神疾患のイメージが薄い病名にすること

もある）。患者のため（早期に症状を回復させること）を考えているということだ。

Ⅱ：症状を考慮して、抗うつ薬、中でもＳＳＲＩなど新規抗うつ薬による投薬治療を第一選択療法とすることで効果が期待できると判断した場合は、厳密に診断基準に該当しなくても、患者のためを考えた結果、「うつ病」と記載することもある。

操作的診断基準によるうつ病診断範囲の拡大の有無：ＮＯ

何を優先して診断しているかという質問でも答えたが、私は基本的に診断基準を基本に診断しているが、恩師の影響から、病因論による診断も軽視してはいけないと考えている。ただ、再診断でどのケースをうつ病と診断するか、しないか、の判断において、「診断しない」としたケースでは、特に主治医が操作的診断基準に基づいているから、以前はうつ病と診断していなかった症例について診断していた、ということはなかったと思う。私自身、臨床現場に立ち始めた時にはすでに操作的診断基準が主流となっていたので、病因に基づく診断が中心の時代と比較検討することはできないが、特に診断範囲の拡大を感じることはない。

医師③精神科単科病院勤務医

四〇歳代半ば女性。婦人科で数年の後、精神科医として二〇年近くの経験。精神保健指定医として約一〇年。精神科専門医として約一〇年。栃木。

再診断結果

- うつ病と診断しない：七ケース（自信の度合い：平均八〇・〇％）
- うつ病と診断する：一ケース（自信の度合い：六〇・〇％）※ケースＡを除く九ケースのうち
- どちらともいえない：一ケース

〈・ケースA＝一ケース：うつ病と診断する（自信の度合い：九〇・〇％）〉

診断の優先順位

Ⅲ（診断書）とⅠ（診断基準）同列で優先、次にⅡ（薬）はまれに

理由

ⅢとⅠ（どちらかというとⅢがやや優先）：うつ病の症状が出る要因には職場のストレスが多く、症状を改善していくためには、投薬やカウンセリングとともに、会社を休んで心身ともに休養することが重要だと考える。このため、会社に診断書を出すための診断名という要素も重視している。国際的な診断基準は、学術論文などで国際比較にも役立ち、より客観的・科学的な診断法であり、臨床でもできるだけ重視したいとは考えている。

Ⅱ：カウンセリングによる症状回復にはある程度時間もかかり、個人差がある。このため、二—四週間程度で効果が出始める投薬治療のほうが優先されるべき。うつ病か、社交不安障害など一部の症状が似ている他の精神障害か、診断に迷う際には、効果が期待できる抗うつ薬を処方するため、うつ病と診断する場合もあるが、こうした場合はまれである。

操作的診断基準によるうつ病診断範囲の拡大の有無：ほぼNO（拡大を全面否定はできない）

操作的診断基準が採用されたことによって、うつ病の診断範囲が拡散されたことを批判する論文を何篇か読んだことはあるが、私自身が臨床判断でそう感じることはほとんどない。「ほとんど」と少しあいまいな表現になってしまったのは、学生時代に精神病理学に興味を持って、その専門書を読み、内因性と心因性の二分法からなる病因論や笠原・木村の類型論の「性格反応型」といった、旧来の診断法が教科書的に頭に残っているため。これらかつての診断法に比べるとやはり、症状を重視した、ある意味機械的に診断していくともいえる操作的診断基準では、診断範囲が拡散してしまう、という見方も全面否定はできないと思う。

医師④大学病院精神神経科准教授

三〇歳代後半男性。精神科医として一〇年近くの経験。精神保健指定医として約一年。精神科専門医として約二年。東京。

再診断結果

•うつ病と診断しない：九ケース（自信の度合い：平均八六・七％）

•うつ病と診断する：〇ケース　※ケースAを除く九ケースのうち

•どちらともいえない：〇ケース

〈•ケースA＝一ケース：うつ病と診断する（自信の度合い：一〇〇％）〉

診断の優先順位

Ⅰ（診断基準）を優先、例外的にⅡ（薬）

理由

Ⅰ：DSM-5記載の診断基準を基本に診断している。初診時の問診票には、追加の項目も加えてはいるが、重視するのはあくまでもDSMの診断基準。学生時代から国際的な精神障害・疾患の診断基準としてDSMを学んできて、その後も臨床だけでなく、学術論文への発表などでDSMを使っている。国際比較検討にも効果的で、研究にも教育にも有用な診断基準だと思う。経験の長い精神科医の中にはいまだに、病因論を重視される先生もいるが、自分は臨床でも科学的な操作的診断基準を常に重視している。

Ⅱ（薬）（例外的な場合として）：DSMの診断基準に基づく診断が大前提だが、まれに他の社交不安障害や適応障害などの症状にも見られ、かつ一部うつ病に類似した症状を訴える患者もいる。つまり、うつ病のDSM診断基準に一〇〇％該当するわけではないが、うつ病の可能性を排除できないケースである。こうした場合は、いずれの症状にも改善が期待できるSSRIの効果を試したい思いもあるので、「うつ病」と診断することもないわけではない。（Ⅲ（診断書）：一定期間休職するのに必要な診断書を書くために、診断することなどあり得ない）。

操作的診断基準によるうつ病診断範囲の変化の有無：NO

操作的診断基準によって、うつ病と診断される範囲が広がったという見解には、全面的に反論する。操作的診断基準はグローバル・スタンダードであり、研究に有用なだけでなく、臨床においても症例を国際的に比較検討する際などにとても効果的だと考えるからである。古い時代にあった診断法はとても主観的であり、その欠点を改善して、客観的、科学的な診断法として今も進化を続けているのが、DSMなどの操作的診断基準だ。病片の病理検査や血液検査、エックス線撮影などによって診断が下される他の疾患とは異なる、特殊な領域である精神科では必然的な診断法だと考える。

医師⑤常勤産業医兼、総合病院心療内科医長

五〇歳代後半男性。心療内科医として約三〇年。日本心療内科学会認定の心療内科専門医として約二〇年。日本産業衛生学会の専門医として十数年。東京。

再診断結果

- うつ病と診断しない：九ケース（自信の度合い：平均九二・二%）
- うつ病と診断する：〇ケース　※ケースAを除く九ケースのうち
- どちらともいえない：〇ケース

〈・ケースA＝一ケース：うつ病と診断する（自信の度合い：九〇・〇%）〉

診断の優先順位：Ⅰ（診断基準）を優先、例外的にⅢ（診断書）

Ⅰ：国際的診断基準のDSM－5をもとに、基本的に診断を行っている。心療内科医として、心と体相互に関連した障害・疾病と捉えて治療を進めているので、特に精神症状と身体症状の状況などはしっかりと初診時の問診で患者本人から確認している。診断基準を最も重視しているが、私は産業医でもあるので、治療方針や復職時期を判断するにあたっては、近年、特に増えてきている負荷の多い職場環境など、環境的因子、心理的ストレスについても細心の注意を払うようにしている。

Ⅲ（診断書）（例外的な場合として）：心身の不調で受診する人は、ほとんどが会社に提出する診断書（一週間以上休む場合に必要なケースが大半）を求めるので、Ⅰでしっかりと診断したうえで診断名をつけることが基本であることは言うまでもない。ただ、ごくまれに、うつ病か社交不安障害か、または心身症か、など判断に迷う場合で、かつ症状がつらく、比較的長く（一カ月以上）休職したいと患者が希望している場合や、私自身もそのほうが患者の早期回復には良いと判断した場合などには、「うつ病」の診断書を書く場合もまれにある。

（Ⅱ（薬）：薬の副作用のリスクを考えると、先に投薬治療ありきの診断は不適切だと考える）。

操作的診断基準によるうつ病診断範囲の拡大の有無：YES（拡大は良いこと）

操作的診断基準は欠かせないと考えている。旧来の病気の要因、いわゆる病因を探ろうとするのは主観的になりがちで、医師によって診断にばらつきが出る可能性があるからだ。今回の再診断で私が「診断しない」とした事例は、こうしたばらつきが度を越したケースといえるのではないか。問題は、このような診断法では患者へのリスクが高いこと。一部の精神病理学者らが操作的診断基準の採用によって、うつ病と診断される範囲が広くなったと批判的に見ていることは知っている。明確な答えは難しいが、少し広がったとはいえる。ただ、このことは悪いことではなく、良いことだ。それまで診断の網にかからなかった患者が病気として治療を受けることで回復し、QOL（生活の質）を高めることができるからだ。

医師⑥開業医（心療内科クリニック経営）兼、非常勤産業医

五〇歳代前半女性。心療内科医として三〇年近くの経験。日本医師会の認定産業医として約一〇年。愛知。

再診断結果

•うつ病と診断しない：八ケース（自信の度合い：平均八三・八％）
•うつ病と診断する：一ケース（自信の度合い：六〇・〇％）※ケースAを除く九ケースのうち
•どちらともいえない：なし
〈•ケースA＝一ケース：うつ病と診断する（自信の度合い：一〇〇％）〉

診断の優先順位

Ⅰ（診断基準）とⅢ（診断書）同列で優先、次にⅡ（薬）

理由

ⅠとⅢ：（どちらかというとⅠがやや優先）約一〇年前から非常勤で企業の産業医を務め始める前までは、比較的症状が発症した背景・要因を重視し、患者が会社に診断書を提出して休養をとるための診断を重視していたが、産業医も兼務するようになってからは、ＤＳＭなど国際的な診断基準を重視するようになった。開業医（主治医）と産業医というある意味、患者にとっては異なる立場で精神科医を務めているので、いまだ診断について何を最優先すべきか、では正直迷うことも少なくない。

Ⅱ：精神科領域では、やはり投薬治療が第一次選択療法となる。このため、診断に迷う時には、患者の回復を優先して、まず適応となる薬を選択してから、診断名をつけることもある。

操作的診断基準によるうつ病診断範囲の拡大の有無：ＮＯ

しばしば問題視されるように、精神医療はある意味、あいまいな領域。例えば、問診だけなら、精神科医が恣意的に診断を出す可能性も否定できない。血液や病理、放射線など、第三者の検査部門から診断結果が出るものでもないから。今回の再診断で私が「診断しない」としたケースは、まさに主治医の恣意的な操作によるうつ病診断が行われていた症例だったと思う。そうした精神医療の特性を踏まえると、客観的に、かつ国際的に共通の基準で判断できる操作的診断基準はとても有用だし、精神科医や心療内科医ら精神疾患を専門とする医師を助けるものになっているのではないかと感じている。だから、この診断基準によって、うつ病と診断される人が増えたという見方には賛成できない。

◉ケースごとの再診断結果詳細

次に、各ケースについての再診断結果について、六人の医師の診断理由の詳細を整理する。

【ケースA（診断基準をもとに、純粋に医学的に診断される可能性が高いケース）】

〈1〉症状や継続期間が診断基準（DSM-5）に該当している。

代表的事例：四三歳、女性。独身（未婚）。中堅編集プロダクション。東京。

結果：六人全員が「診断する」（各医師の自信度平均：九六・七％）

全員が「診断する」と、自信の度合いも一〇〇％が四人、九〇％が二人で、かなり高い数値を示した。「診断する」理由としては、いずれも患者が自覚した症状やその持続期間などが診断基準の各項目を満たしていることを挙げた。さらに休職することへの自責の念や投薬治療による症状の改善状況、休職中の過ごし方なども、うつ病患者の症例によく見られる特徴を示していることなどが挙がった。

理由：

①**開業医**（精神科医院経営）、**六〇歳代前半男性**（診断する：自信度一〇〇％）

患者が訴える症状やその症状の持続期間などが、診断基準に明確に該当している。さらに、不規則な編集プロダクションでの仕事や、四〇歳を過ぎて未婚でいることに将来への不安を感じていることなど、公私ともに強いストレスや悩みをためる要因が存在し、治療による症状の改善状況などもうつ病患者に典型的である。

②**総合病院精神科医長、四〇歳代後半男性**（診断する：自信度一〇〇％）

一日の大半、毎日のように気分が沈んで空虚感を感じたり、仕事での集中力が低下し、何のもやる気が起きない、眠れなくなったかと思うと寝過ぎてしまったり、といった症状はうつ病に特徴的な諸症状で、こうした状態が一カ月以上続いていたということは、診断基準にしっかりと当てはまり、うつ病であることに疑いようがないため。

③**精神科単科病院勤務医、四〇歳代半ば女性**（診断する：自信度九〇％）

診断基準の症状の該当数や継続期間など各項目をすべて満たしているため、診断するとした。ただ、私は最初の数年、婦人科を経験していることから、更年期の症状だった可能性も全面否定はできずにわずかに迷い、自信の度合いは一〇〇％にできなかった。

④**大学病院精神神経科准教授、三〇歳代後半男性**（診断する：自信度一〇〇％）

症状が診断基準にしっかりと該当している。また、うつ病症状に典型的な日内変動（朝悪く、夕方になるにつれ改善していく）も見られるため。主治医からうつ病の診断を受け、診断書を会社に提出して休職することについて、職場に迷惑をかけるなどと、自責の念に駆られているのも典型的である。

⑤**常勤産業医兼、総合病院心療内科医長、五〇歳代後半男性**（診断する：自信度九〇％）

診断基準の症状の該当数や継続期間も該当しており、うつ病に特徴的な日内変動も出ている。また、投薬治療の効果が出始める時期や改善状況も、治療中のうつ病患者に見られるものだ。ただ、治療に至った後も、イライラして母親と口論したり、少し気分が沈んで不安というのは更年期の不定愁訴とも考えられ、ほんの少しだけ迷った。

⑥ **開業医**（心療内科クリニック経営）**兼、非常勤産業医、五〇歳代前半女性**（診断する：自信度一〇〇％）

診断基準の基本的症状や継続期間が該当していて、異論を差しはさむ余地はない。仕事でも私生活でも不安やストレスを抱えたうえ、中年に差し掛かって体力の減退を自力で乗り越えられないまま、うつ病を発症してしまった可能性が高い。一見、更年期症状とも類似しているが、このケースは患者本人が以前にかかった婦人科系の不定愁訴とは違うと自覚していることから、うつ病で間違いないだろう。

【ケースB（医学的以外の要素、つまり社会的要因が診断に影響している可能性のあるケース）**】**

〈2〉患者がうつ病診断（それによって会社を休むこと）**を積極的に希望している。**

代表的事例：四四歳、男性。既婚、子ども三人。大手ＩＴ・ＳＥ。課長職。神奈川。

結果：六人全員が「診断しない」（各医師の自信度平均：八三・三％）

全員が「診断しない」と判断したが、自信の度合いが一〇〇％で「診断しない」としたのは二人であり、ほかの四人（自信度は六〇―九〇％）は「診断しない」と最終的に決めるまでに、「判断に多少迷った」「うつ病であった可能性は全面否定できない」など多少、迷った要素があったことを明かした。その要因として、診断基準には該当しないが、うつ病でも見られる一部の症状を患者が訴えていることが主に影響していた。

理由：

① **開業医**（精神科医院経営）**、六〇歳代前半男性**（診断しない：自信度六〇％）

自分の臨床でもすべて診断基準に該当しなくても、このケースのようにある程度症状があり、かつ患者がうつ病診断を受けて休職を希望している場合に、患者の希望を重視することがある。投薬開始から一週間以内で症状が改善したり、趣味を楽しむ余裕が出てきたりしているという点など、治療開始・休職開始後の症状の改善状況に疑問があり、うつ病ではなかった可能性が高いため、多少迷ったが「診断しない」とした。

②総合病院精神科医長、四〇歳代後半男性（診断しない：自信度八〇％）

うつ病に似た症状ではあるが、診断基準には該当しない。通常、抗うつ薬による症状の改善が見られ始めるまでには、最低二週間はかかるが、一週間経たずに改善したと本人が自覚しているため。また、休職に入ってからしばらくしてビデオを見て、ゴルフ練習場に出かけているのも、うつ病治療中の患者の行動とは考えられない。ただ、全く症状がないわけではなく、うつ病と見間違えてしまう可能性もゼロとは言えないだろう。

③精神科単科病院勤務医、四〇歳代半ば女性（診断しない：自信度七〇％）

集中力の低下、焦燥感などうつ病の一部の症状が見受けられるが、症状の数や継続期間などはうつ病の診断基準には該当しない。休職後、一週間ぐらい経ってから自宅で映画を見たり、ゴルフ練習場に行ったりしているのは、うつ病患者の行為としてはおかしい。症状が改善したのは、会社を休んで休養したことが影響した可能性もある。ただ、軽い神経症だった可能性も否定できず、うつ病と判断してしまう可能性は全面否定できない。

④大学病院精神神経科准教授、三〇歳代後半男性（診断しない：自信度一〇〇％）

うつ病と診断するには、五つ以上の症状が同じ二週間の間にあることなどが必須であり、この診断基準に全く該当しない。誤った診断だけでなく、抗うつ薬治療は人体に危険であり、主治医の行為としては全く理解できない。患者の要望を受け入れて診断書を出す医師は存在するだろう。ＤＳＭの操作的診断基準に懐疑的で、旧来の診断を行ってきた年配の医師に多いのではないか。研究・教育機関でもある大学病院ではそのようなことはない。自分も論文を書く時にＤＳＭは重宝し、臨床でも重視して診断、治療している。

⑤常勤産業医兼、総合病院心療内科医長、五〇歳代後半男性（診断しない：自信度一〇〇％）

このケースの患者は長時間労働や部下との人間関係などで悩んでいて、特に近年問題となっている職場環境の悪化という面で、私は産業医でもあるので、重く受け止めている。企業の健康経営に関わる産業医の立場からも、従業員のうつ病には注意を払い、予防から復職支援まで対策には日頃から取り組んでいる。だからといって、診断基準に該当しないにもかかわらず、患者の希望によってうつ病と診断し、副作用の危険のある抗うつ薬を処方するのは、不適切である。

⑥開業医（**心療内科クリニック経営**）**兼、非常勤産業医、五〇歳代前半女性**（**診断しない：自信度九〇％**）

診断基準の九つの症状・状態からすると、該当するのは三つだけ。継続期間も含め、うつ病とは診断できない。ただ、医師によっては「軽症うつ病」と診断を出す人もいるかもしれない。職場環境にストレスを感じ、「会社を休みたかった」、「診断書がほしかった」と話していることから、主治医が患者の思いを優先して診断した可能性が高い。ただ私は開業医歴が長いので、患者から職務を続けるのがつらいと強く訴えられたら、少しでも症状があればうつ病と診断して休ませてあげたいと考える医師の気持ちもわからなくはない。

〈3〉患者の所属会社のメンタルヘルス関連制度が充実している（患者が制度を利用して休職することを希望）。

代表的事例：三四歳、女性。既婚、子どもなし。中小アパレルメーカー・広報。東京。

結果：六人全員が「診断しない」（各医師の自信度平均：七五・〇％）

全員が「診断しない」と判断したが、自信の度合いが一〇〇％で「診断しない」と判断した医師はいなかった。自信度は六〇％から九〇％まで分かれ、患者の自覚症状として訴える精神症状があり、かつ婦人科を受診して精神安定剤を服用しても改善しなかったことについて、診断基準には該当しないが、更年期前の症状と見る医師もいれば、「適応障害」や「軽度のうつ病」と診断する可能性を示唆した医師もいた。

理由：

①**開業医**（精神科医院経営）、**六〇歳代前半男性**（診断しない：自信度七〇％）

焦燥感などはうつ病症状にもあるが、診断基準にある症状のうち該当するのはごく一部で、婦人科系の症状だった可能性が高い。「二、三日で抗うつ薬の効果があり」、一週間経たない頃に買い物に出かけているのも、うつ病患者の症例では見られないため。だがうつ病を全面否定もできず、多少迷った。患者の会社のメンタル不調に関する制度が充実していることは、診断書を出して休職しやすいため、受診してきた以上、更年期症状の疑いがあるものの、「うつ病」と診断をするのは医師の心理としてはままあることだ。

②**総合病院精神科医長、四〇歳代後半男性**（診断しない：自信度七〇％）

婦人科で精神安定剤を処方してもらっていたが、症状が治まらなかったという患者の主張から、「うつ病」と診断してしまった可能性がある。診断基準に該当せず、休職に入ってからの状態も考慮すると、うつ病とは判断できない。会社のメンタルヘルス制度が充実していると言われれば、休職させてあげたいと「患者のため」に、「うつ病」と診断することもあるだろう。復職支援プログラムが適用され就業制限がかかるのを防ぐため、当初の診断書の休職期間を一週間早めている点は、患者が「病気」を操作している感じもある。私なら「軽い適応障害」と診断し、一週間程度会社を休んで休養と通院治療を行うよう勧める。

③**精神科単科病院勤務医、四〇歳代半ば女性**（診断しない：自信度六〇％）

私は精神科の前に数年婦人科の経験があるので、女性の受診者には、婦人科系の病気や不定愁訴との関連も判断材料にするようにしている。この患者の場合は、焦燥感や職場での少し攻撃的な精神状態は月経前症候群や、閉経前一〇年ほどの世代でも起こり得る更年期前の症状とも類似していて、婦人科系の可能性のほうが高いと判断した。うつ病か婦人科系かで少し迷うところであるが、結果、うつ病に該当する身体症状がほとんどみられなかったことから、うつ病とは診断しなかった。

④**大学病院精神神経科准教授、三〇歳代後半男性**（診断しない：自信度八〇％）

単なる月経前症候群の症状で、そこに職場のストレスが加わって、通常より期間が長引いたのではないか。近年、一部の精神科医らが「新型うつ病」という診断基準にはない病名をつけ、それには賛否両論あるが、その特徴としている攻撃性や他罰性が出ていることから、〝流行的〟な病名・疾病概念に注目する医師は、「うつ病」と診断するかもしれない。患者が自分から会社のメンタルヘルス制度が充実していることを述べており、その制度を利用して会社から一時的に逃れるためにうつ病の診断書が必要と考え、それに主治医が応えた可能性が高い。不適切な診断だ。

⑤**常勤産業医兼、総合病院心療内科医長、五〇歳代後半男性**（診断しない：自信度九〇％）

症状からしてうつ病診断には至らないし、投薬治療開始後の症状の改善が早すぎる点は、大いに疑問が残る。本人がうつ病を風邪のように、簡単な病気のように捉えているのも、気になった。近年、うつ病に関する情報が、一般大衆にも広がっていて、その中には誤ったものも多い。そうした影響を受けているのであれば、危惧される。主治医の安易なうつ病診断、投薬治療、特に抗うつ薬についてはしっかりと患者の症状を見極めたうえで診断し、処方すべきだが、逆に大きな副作用が出ていなかったのが不思議なぐらいだ。

⑥**開業医**（心療内科クリニック経営）**兼、非常勤産業医、五〇歳代前半女性**（診断しない：自信度八〇％）

患者が訴える精神症状がうつ病の診断基準の一部の症状にあるため、「軽度のうつ病」と診断するケースもあるかもしれない。だが、薬による治療を初めてから一週間で症状が随分よくなり、二週間で「治っていた」というのは、うつ病患者と見なすのはためらわれる。会社を休んで心身ともに休めたために、ストレスが軽減し、改善したのではないか。うつ病について雑誌やテレビＣＭからいろいろと情報を知っていて、うつ病を身近に感じていた可能性が高い。通常患者が休職すると会社への迷惑がかかるのでは、などと特にうつ病患者の場合は心配する傾向にあるが、それがこの患者にはないから。

〈4〉患者がうつ病を一般的な病（特殊ではなく、誰もがかかり得る病）**として捉えている**（受診前から雑誌やテレビCM等からうつ病に関する情報を得ていた）。

代表的事例：三八歳、男性。独身（未婚）。中堅不動産販売・企画。大阪。

結果：四人が「診断しない」、二人が「診断する」（「診断しない」医師の自信度平均：八二・五％／「診断する」医師の自信度平均：六五・〇％）

「診断しない」医師のほうが多く、自信の度合いも高かったが、患者が訴える複数の症状がうつ病にも出現する症状であり、職場でのストレスも大きかったことが予想されることから、「診断する」と「診断しない」に判断が分かれた要素でもあった。「診断しない」理由では、診断基準に該当しない点に加え、治療開始後の改善が早すぎることを皆、挙げていた。

理由：

① **開業医**（精神科医院経営）、**六〇歳代前半男性**（診断する：自信度七〇％）

うつ病の精神・身体症状ともに出ており、かつ一定期間症状が継続して治まらなかったという点、さらに課長職を同期に奪われて自分に可能性がなくなったことへのストレスはかなり大きかったといえる。診断基準すべては満たしていないものの、うつ病と診断しても差し支えないケースといえる。ただ、専門書以外の一般雑誌などからうつ病に関する情報を多く仕入れており、受診前から自分がうつ病であると判断していた点や、職場の上司が自分を過小評価しているなどと、少し他罰的・攻撃的になっているのはうつ病診断にやや迷った点でもある。

②総合病院精神科医長、四〇歳代後半男性（診断する：自信度六〇％）

正直、迷ったケース。グレーゾーンともいえる。最終的に「うつ病」と診断した理由は、症状数が少なく、診断基準には該当しないものの、初診時直前の症状、つまり本人が自覚してから二週間ほど経っても、集中力低下や焦燥感、体のだるさなどが治らなかったという点である。環境因的にも、課長職を同期に奪われたことへの悔しさやショックがやる気の喪失や精神的な落ち込みにつながったと考えられる。ただ、患者が「うつ病」に関する情報をテレビCMやビジネス雑誌、週刊誌などから知り、安易に誰もがかかることのある風邪や軽い胃炎のように捉え過ぎていることには抵抗感があった。

③精神科単科病院勤務医、四〇歳第半ば女性（診断しない：自信度八〇％）

何らかの軽度の精神障害の可能性も全面否定はできないが、仕事のストレスからくる心身の不調の可能性が高い。投薬開始から一週間で症状がかなり良くなり、二週間で治っていたというのも、うつ病患者とは言い難い。うつ病患者は通常、会社を休むことに多少なりとも職場に迷惑をかけるのではないか、という思いを抱くものだが、「全くためらいはなかった」というのも引っかかる。マスコミ報道などを通じて、うつ病が増えていることを知り、自身がうつ病と認識して主治医に訴えたことが診断に影響を与えたかもしれない。

④大学病院精神神経科准教授、三〇歳代後半男性（診断しない：自信度一〇〇％）

症状が二週間以上続いているという継続期間は診断基準に該当するが、症状は一部のみで、うつ病とは診断できない。投薬治療が始まってわずか一週間で症状がかなり改善した（通常は薬の効果が出始めるのに二週間、患者が少し楽になったと感じ始めるのに六―八週間はかかる）という点からも、うつ病ではなかったと判断する。雑誌の特集に載っていた「自己診断リスト」から自分はうつ病と考えて受診しているが、私もわずかではあるが、紹介状なしで受診した患者の中にそういうケースがあった。情報過多の患者に対し、医師は注意して診断すべきだ。

⑤常勤産業医兼、総合病院心療内科医長、五〇歳代後半男性（診断しない：自信度八〇%）

総合的に判断し、うつ病ではないと考える。薬物療法を始めてから二週間で全く症状がなくなったというのも、そのことを物語っている。患者がうつ病を簡単な病気のように捉え過ぎているのも、引っかかった。近年、うつ病に関するさまざまな情報が広がっていて、その中には誤報も多い。主治医の安易なうつ病診断、投薬治療、特に抗うつ薬については副作用の危険性をもっと認識すべきだ。

⑥開業医（心療内科クリニック経営）**兼、非常勤産業医、五〇歳代前半女性**（診断しない：自信度七〇%）

精神症状がうつ病の一部の症状にも見られるものであるため、「軽度のうつ病」と診断するケースもあるかもしれない。だが、治療を始めてからの改善が早過ぎる。会社を休んで心身ともに休んだために、ストレスが軽減して改善したとみるべきだろう。うつ病について雑誌やテレビCMなどから情報を入手していて、患者がうつ病を「誰もがかかり得る一般的な病」と認識していることが、休職することに特段、ためらいや不安の様子が見られないことにも影響しているのではないか。

〈5〉患者がうつ病と診断されたことに安堵感を抱いている。

代表的事例：五一歳、女性。既婚、子ども一人。中堅流通チェーン・マーケティング部門専任部長職。栃木。

結果：三人が「診断しない」、三人が「診断する」（「診断しない」医師の自信度平均：九三・三%／「診断する」医師の自信度平均：六〇・〇%）

「診断する」、「診断しない」各医師が同数となり、ケースAを除く九ケースの中で最も「診断する」が多いケースであった。「診断する」理由では、先に婦人科を受診しても改善せずに症状を訴え、複数のうつ病にも該当する症状が見られた点が挙がったが、更年期症状に似ているうえ、治療を求めている患者の意向を尊重した可能性も否定できないとして自信の度合いはいずれのケースも六〇%と低めとなった。一方、「診断しない」ケースでは、診断基準を重視し、患者の自覚症状は更年期障害の不定愁訴などとみなす判断であった。

理由：

①**開業医**（精神科医院経営）、**六〇歳代前半男性**（診断する：自信度六〇％）

やる気の喪失、不眠などうつ病にも見られる一部の症状があり、患者が先に受診した婦人科で処方された精神安定剤などの投薬治療でも改善せず、治療を求めている点を考慮すると、診断基準には該当しなくとも、患者の意向を重視してうつ病と診断してもやむを得ないのではないか。職場でも長年、仕事と家庭を両立しながら女性社員の模範として昇進もして頑張ってきたが、閑職的なポストに追いやられたという悩みは深く、うつ病を誘引する大きなストレス要因も存在した。ただ、主治医が、患者の気持ちや要望に誘導されなかったか、というと全面的に否定はできない。このため、自信度は低めとなった。

②**総合病院精神科医長、四〇歳代後半男性**（診断しない：自信度一〇〇％）

うつ病の一部の症状が更年期障害の不定愁訴的症状と似ている面もあり、私はうつ病ではないと判断した。更年期障害の可能性があり、婦人科の受診を勧める。この患者は過去に一度、婦人科を受診して漢方薬や精神安定剤を処方してもらったが改善しなかったというが、職場などでのストレスの増大時期が更年期に重なったことで、通常よりも薬が効きにくかった可能性も考えられる。精神科で軽度のうつ病と診断されて安心感を抱いたようだが、主治医が一部の症状だけに注目し、患者の訴えや気持ちに影響され、安易に診断を下した可能性が高い。さらに患者の希望に沿って、休職期間延長の診断書を出したのも好ましくない。

③**精神科単科病院勤務医、四〇歳代半ば女性**（診断する：自信度六〇％）

うつ病にみられる抑うつ気分、睡眠障害などの精神症状のほかに、更年期にも現れる発汗など身体症状も訴えていて、この女性の場合は、仕事だけでなく家庭との両立でストレスは相当なものだったと考えられる。ちょうど閉経直前の更年期障害の症状とも類似していることが迷った点だったが、精神科を受診する前に婦人科で精神安定剤と漢方薬を処方されても改善しなかったと本人が言っていることも熟慮したうえで、うつ病と診断した。

④大学病院精神神経科准教授、三〇歳代後半男性（診断しない：自信度九〇％）

この年齢の女性が更年期障害として現れる症状と、うつ病の一部の症状が似ているため、主治医はうつ病と診断してしまったのではないか。しっかりと診断基準と照らし合わせると該当しない。五一歳という年齢から、更年期障害からくる症状の可能性のほうが高いと考える。実際に患者は精神科受診前に婦人科で治療を受けており、その時の状況を詳しく聞いて的確に診断すべきだったと思う。婦人科を受診しても症状が改善しなかったことから、患者がつらさや不安を感じている点、さらに患者自ら、抗うつ薬投与による治療を主治医に求めている点にも、主治医のうつ病診断に影響を与えているのではないかと思った。

⑤常勤産業医兼、総合病院心療内科医長、五〇歳代後半男性（診断しない：自信度九〇％）

やる気のなさ、不眠などの精神症状と、体のだるさなどの身体症状の両方が現れていて、間違いやすいケースかもしれないが、私は更年期障害の症状の可能性が高いと判断した。この患者の場合は、抗うつ薬がある程度、抑うつ的な症状に効果があったのかもしれないが、医薬品の適応外使用は危険過ぎる。たまたま二週間の休職、治療で期間が短かったために副作用が出なかっただけではないか。そもそも真のうつ病であれば、もっと長い期間、多くは一―二カ月は症状が改善するまでかかり、その後も再発防止のために一―四カ月程度は量を減らして投薬治療を続けるのが一般的だからだ。

⑥開業医（心療内科クリニック経営）兼、非常勤産業医、五〇歳代前半女性（診断する：自信度六〇％）

精神的症状、身体的症状ともに出ていて、仕事と家庭の両立を頑張って順調にキャリアを積んできたのに、出世の道が絶たれたというショックや絶望感から、過大なストレスがかかっていたと予想され、うつ病を誘発してもおかしくない環境・状況的な要因があった。診断基準には該当しないため、少し迷った面もあるが、最終的に診断するとした。臨床現場の主治医の立場としては、受診前に別の科を受診して、一定期間治療しても改善しなかったケースでは、患者から強い不安感を示されれば、正確な診断を度外視し、薬を出して早く症状を回復させてあげたいという心理が働いてしまうこともあり、それを全面否定することはできないから。

【ケースC（ケースBにインタビュー対象者の「語り」から推測される主治医・産業医の心理面を加えたケース）】

〈6〉主治医が積極的にうつ病診断を出している（うつ病診断を希望している患者の意向を尊重）。

代表的事例：三六歳、女性。独身（未婚）。大手生活雑貨製造・販売会社。愛知。

結果：五人が「診断しない」、一人が「診断する」（「診断しない」医師の自信度平均：九八・〇％／「診断する」医師一人の自信度：七〇・〇％）

五人の医師が、診断基準に該当しないことを主たる根拠に、高い自信の度合いによって「診断しない」と判断した。また、主治医が抗うつ薬を処方していることの危険性を指摘する声が目立った。一方、六〇歳代の開業医はうつ病を誘発した可能性のある環境因子が存在し、社会不安障害の症状が複数見受けられれば、患者のために診断して会社を休ませてあげたいと考え、「診断する」とした。また、社会問題として注目されているうつ病のほうが、休職しやすいと主治医が判断して診断したのではないかという見立てであった。

理由：

①開業医（精神科医院気鋭）、**六〇歳代前半男性**（診断する：自信度七〇％）

うつ病に見られる症状で自覚しているのは一部だけだが、派遣社員から正社員になって頑張り過ぎたり、人間関係に悩んだりとストレスは相当なものであったと予想され、環境因子は存在する。めまいや喉の不快感、体のしびれなど一部、社交不安障害にみられる症状が出ており、どの疾病の診断基準に該当するかを検討する以前に会社を休んで静養、治療することを優先して勧めたい。このケースの主治医も「仕事を休みたいですか?」と患者に尋ねているが、患者のためを考えて休職を勧める、そのために近い病名で診断書を書くということは必ずしも不適切な行為とはいえない。社交不安障害に一部の抗うつ薬は適応になり、効果もある。社交不安障害よりは、社会問題として注目されているうつ病のほうが、会社の制度的に休みやすいと推測され、診断したのではないかと考える。

②総合病院精神科医長、四〇歳代後半男性（診断しない：自信度一〇〇％）

うつ病の症状にも出ることがあるものはわずかで、診断基準には全く該当しないため。この主治医は、患者が「少し戸惑った」というように、患者の職場環境やプライベートでのつらさや孤独感について詳し過ぎるぐらいに質問しており、ストレス要因を探ろうという姿勢は正当であるが、少し強引な印象も受けた。患者は出社拒否的なことを述べており、確かにその患者の思いに応えたいという医師もいるだろう。このケースの主治医も、実際の具体的な症状の数や継続期間に基づく医学的な診断よりも、患者の苦しみの緩和・除去を優先したように感じる。患者に仕事を休みたいかどうかを尋ね、ＹＥＳと答えた後に、「軽度のうつ病」と診断している点も問診の方法として疑問が残る。患者に寄り添う医師としては、診断しないことのほうが、患者のためであると私は考える。

③精神科単科病院勤務医、四〇歳代半ば女性（診断しない：自信度一〇〇％）

うつ病発症者に見られる一部の類似した症状はある。全然症状がなかったわけではなく、精神的な症状よりも身体的な症状を強く訴えていて、休職したいという患者の要望に、主治医が応じた可能性が高い。私は精神科の前に少し婦人科の経験もあるが、臨床経験と照らし合わせて考えてみると、このケースの場合、まだ三〇歳代半ばではあるが、更年期症状が出始め、その不定愁訴の症状だった可能性もある。仮に更年期症状だった場合、精神安定剤は一定の効果が認められるだろうが、抗うつ薬を処方するのは副作用などもあり、非常に危険である。

④**大学病院精神神経科准教授、三〇歳代後半男性**（診断しない：自信度一〇〇％）

うつ病の診断基準には全く該当しないため。このケースでは、患者が抗うつ薬を飲んで「薬が効かなかった。吐き気がした」と訴えていて、これは薬の副作用の可能性が非常に高い。患者本人が「先生（主治医）が私のために、うつ病と診断してくれたように感じた」と話しているその通り、患者がうつ病診断を希望するからといって、実際に診断基準に該当していないにもかかわらず、患者のためであると考え、うつ病診断を出すのは、医療行為としては断じて許し難い。逆に投薬治療などによって、患者を危険にさらすことになる。一部の症状をあえて精神の疾患・障害と捉えるなら、のどの不快感や手足のしびれ、めまいなどを訴えていることから、社交不安障害に該当する可能性もある。

⑤**常勤産業医兼、総合病院心療内科医長、五〇歳代後半男性**（診断しない：自信度一〇〇％）

患者が自覚症状として主治医に訴えた、不安や焦燥感は、神経症性障害の可能性もあるが、いずれにしてもうつ病には該当しない。主治医が患者の希望を尊重して、症状が診断基準に該当しないのにうつ病と診断し、さらに投薬治療まで施せば、何の効果もないうえに、副作用の危険性しかない。現に吐き気を訴えており、これは問題である。派遣社員から正社員になったものの、ある意味不安定な待遇の中でなかなか実績を上げられない焦りなどのストレスからくる心身症状であっても、比較的副作用の少ない精神安定剤も含めて、投薬治療の必要はない、と考える。

⑥**開業医**（心療内科クリニック経営）**兼、非常勤産業医、五〇歳代前半女性**（診断しない：自信度九〇％）

うつ病患者に見られる症状のうち、似たものは無気力感だけで、うつ病と診断することは到底できない。私がうつ病と「診断しない」と判断した自信の度合いを一〇〇％にできず九〇％にした点、つまり一〇％の部分は、症状が全くないわけではなく、適応障害など別の精神障害である可能性もあるため。主治医が患者の意向を重視していることは間違いないが、その主治医の意図については、患者のためを思ったのかは疑問。開業医である主治医が、投薬治療の継続によって、言葉は悪いが、再診を重ねて診療報酬を稼ぎたかった可能性も否定できないから。私も開業医だが、勤務医よりも診断の操作をしやすい環境にあるといえるかもしれない。

〈7〉主治医が積極的にうつ病診断を出している（薬を処方したいため）。

代表的事例：五三歳、男性。既婚、子ども三人。中堅ゼネコン・専任部長（技術職・一級建築士）。埼玉。

結果：六人全員が「診断しない」（各医師の自信度平均：八三・三％）

全員が「診断しない」と判断した。一〇〇％の自信の度合いで「診断しない」とした医師はいなかったものの、医師たちの自信度は八〇―九〇％と比較的高い数値を示した。「診断しない」理由としては、診断基準に該当しないこと、さらに症状の改善時期が早すぎることなどが主に挙がった。中には、診断基準に該当しなくとも、薬による症状改善の効果が期待できる確信があれば、診断することもあり得るという見解を挙げたうえで、診断せずとした開業医もいた。一方、主治医が抗うつ薬の副作用を説明せずに、服用を強く進め、実際に副作用の症状が出て患者が苦しんでいたことに対し、医療行為に反するなどと批判的な意見が相次いだ。

理由：

①**開業医**（精神科医院経営）、**六〇歳代前半男性**（診断しない：自信度八〇％）

症状はうつ病に見られるものもあるが少数で、うつ病とは診断できない。主治医が薬（抗うつ薬）を必要以上に「副作用もなく、いい薬」と進めているのが、とても気になった。確かに、患者の症状改善を優先して、明確にうつ病と診断できなくても、抗うつ薬の効果が期待できれば、うつ病と診断することはあり、自身にも経験がある。

しかし、副作用の説明もなく、投薬治療を強引に進めているようにも見受けられ、大いに疑問だ。そもそもうつ病と診断できなくても、抗うつ薬投与が適応になる疾病で、症状の改善が期待できると主治医が確信していたかどうか疑わしく、効果も不明で投薬治療を行っていたなら深刻な問題だ。なぜなら、投薬治療を行うために診断した、という不適切な医療行為にあたるからだ。

②総合病院精神科医長、四〇歳代後半男性（診断しない：自信度八〇％）

一部の症状はうつ病でも出るもので、管理職ポスト争いに敗れて絶望するなど、うつ病を誘発する可能性のあるストレス因子も見て取れる。だが、症状改善の時期が早く、患者本人も改善が薬の効果か、会社を休んで休養したためかわからないと言っていることなどから、「診断しない」と判断した。主治医がＳＳＲＩを「副作用がない、いい薬で安心して飲める」などと安易に勧めている点は不適切だ。なぜ主治医が強く薬を勧めたのかは推測になるが、医薬分業が進んだため、薬を多く処方したからといってそれほど医療機関の利益が上がるわけではないが、再診を重ねて診療報酬を増やすために、薬を継続して過剰処方して収益につなげるということはあり得る。ＭＲ（医療情報担当者）から勧められて、薬の効果を過信していたのかもしれない。いずれにしても、薬を処方するために「うつ病」と診断するのは副作用のリスクがあり、決して行うべきではない。

③精神科単科病院勤務医、四〇歳代半ば女性（診断しない：自信度八〇％）

職場の過度なストレスから、出社したくなくなり、憂うつ感、集中力の低下などが出てくるというのは、うつ病の一部の症状にもあるが、うつ病とは診断できず、また症状の改善状況からしてもうつ病とはいえない。ストレス過多によって心身の症状が出ていた可能性が高く、敢えて診断名をつけるとしても、ストレス障害といったところだろう。このケースの患者は、薬による治療よりも、会社を休んで休養したことが、症状の改善に効果があったのではないだろうか。このストレスによる心身の症状の場合、精神安定剤は一定の効果があっても、抗うつ薬は適応外になる。主治医が副作用も告げずに、薬を強く勧めているのは患者を危険にさらす。実際に患者が抗うつ薬の副作用を訴えていたことを踏まえると、許しがたい行為だと思う。

④**大学病院精神神経科准教授、三〇歳代後半男性**（診断しない：自信度九〇％）

診断基準からすると、患者の憂うつな気分や集中力の低下、睡眠障害などはうつ病の一部の症状には見られるが、診断の基となる条件は満たしていない。この患者は精神科を受診する前に、大学病院の男性更年期外来を受診して、「男性更年期障害」と診断されホルモン補充療法などを受けていたという。そもそも私はこの男性更年期障害を病気と捉えて治療することには疑念を抱いているが、本人は不快な症状はすべて病気で、治療して治したいという考え方のようだ。さらに、とても不審に思ったのは、本人のインタビューに「先生からいい薬で副作用もないからと勧められた」とあったこと。医師の言動としてはあってはならないことだ。主治医自身が、抗うつ薬の効果を過信しているか、または薬を使いたい何らかの理由があったという気がしてならない。

⑤**常勤産業医兼、総合病院心療内科医長、五〇歳代後半男性**（診断しない：自信度八〇％）

患者の症状はうつ病の一部の症状には該当するが、症状の内容や該当数、持続期間など診断基準の詳細から検討すれば、うつ病には該当しない可能性がかなり高い。仕事での過大なストレスや疲労感からきた心身症状と私は考える。非常に疑問に思ったのは、主治医が抗うつ薬について、安易に「いい薬」「副作用がない」などと勧めていた点だ。抗うつ薬にもいくつか種類があるが、いずれも効果は限定されており、副作用がない薬などない。現に、この患者の場合は吐き気など抗うつ薬の副作用が出ており、とても危険な医療行為だったと考える。たとえ初診時に診断を誤っても、その後治療中に訂正し、治療方法、つまり処方する薬も変更すべきであった。

⑥**開業医**（心療内科クリニック経営）**兼、非常勤産業医、五〇歳代前半女性**（診断しない：自信度九〇％）

朝起きた時に憂うつな気持ちになって出社したくない、というのが初期の自覚症状であり、集中力の低下や不眠などはうつ病の症状に一部あたるのでわずかに迷ったが、職場での過度なストレスに、中年期の加齢による体の衰えが重なった末での症状であり、うつ病だったとはいえないと判断した。緊張や不安による抑うつ的な症状が部分的に出た可能性もある。このケースで最も気がかりなのは、もし仮に神経症などでは抗不安薬は処方できても、抗うつ薬は適応外だ。このため、抗うつ薬を処方するために、実際にはそうでなくても、うつ病と診断した可能性もある。適応外の疾病で薬を処方するのが、不適切な医療行為であることは言うまでもない。

〈8〉産業医が早期の職場復帰と治療終了を求めている（休職長期化に伴う生産性低下を回避するため）。

代表的事例：四二歳、男性。独身（離婚を経験、子ども一人）。中小の食品加工会社・営業部門係長職。宮城。

結果：四人が「診断しない」、一人が「診断する」、一人が「どちらともいえない」（「診断しない」医師四人の自信度平均：七七・五％／「診断する」医師一人の自信度：六〇・〇％）

「診断しない」が多かったものの、「診断する」「どちらともいえない」の三つに分かれた唯一のケースとなった。「診断しない」理由は、診断基準に該当しないことや、休職に入ってから数日で「かなり治まっていた」という症状の改善状況が合致しないことが大勢を占めた。一方、「診断する」では患者の過酷な労働環境という明確なストレス要因が存在し、休養を取らせるという配慮からの診断も許容範囲とした。さらに「どちらともいえない」では、「診断する」「診断しない」双方での検討を試みたものの、それぞれに全面否定できない理由があったという。また、産業医の「誘導」と患者が捉えるほど早期の職場復帰、さらには復帰後の治療終了を求めている根拠のあいまいさや姿勢のあり方に疑問を投げかける回答も目立った。

理由：

①**開業医**（精神科医院経営）、**六〇歳代前半男性**（診断しない：自信度七〇％）

経営低迷で過重労働を強いられる職場環境で、ストレスが急激にかかった点は、うつ病発症要因として可能性はある。ただ、身体症状と比べ精神症状が少ない点は、いわゆる心身症、胃潰瘍に伴う症状や、過敏性腸症候群も疑われるが、診断基準からもうつ病ではないと判断した。ただ、少し不審に思われるのは、産業医の対応である。主治医と産業医という立場は異なっても、医師として患者のことを最優先する医師であるべきである。それにもかかわらず、休職中の面談で「心の病はクセになってしまうから、少しは無理してでも早く仕事に復帰したほうがいい」などとアドバイスしている点は、従業員の休職による生産性低下を防ぎたい会社の意向をくんでいるように思えてしまう。

②総合病院精神科医長、四〇歳代後半男性（診断する：自信度六〇％）

複数の症状、継続期間も一〇〇％診断基準に該当しているわけではないが、震災で打撃を受けた中小の食品加工会社の営業職係長として、うつ病を誘引する過大なストレスがあったこと、また最初からうつ病と自覚して受診したのではない点や、「うつ病」と診断されたことが「ショックだった」と感じたこと、などから休養を取らせるために許容範囲として、「診断する」とした。ただ、自殺念慮的なものは見受けられず、中年期特有のストレスからくる心身の不調だった可能性も否定でない点に迷い、自信度は低くつけた。ほかに気になった点は産業医の判断、患者に対する姿勢だ。早期復帰を求める理由が「心の病はクセになる」では患者は納得できないのではないか。また復帰後しばらくしてから治療終了を勧める理由もあいまいだ。

③精神科単科病院勤務医、四〇歳代半ば女性（どちらともいえない）

患者の症状はうつ病の診断基準すべてに該当するものではないが、症状の継続期間が一定程度続いた段階で受診し、その時点ですでに日常の仕事に支障が出ている点は、うつ病診断に揺れてもやむを得ないケースである。しかし、症状がかなり早くに回復していること、休職早々の産業医との面談では、産業医から早期復帰をアドバイスされ、「リストラの対象にされ兼ねない」と復帰後のことまで冷静に考え、従っているのは、うつ病患者の思考としては疑問に思う。いずれも全面否定できず、迷った末に「どちらともいえない」に至った。一方、産業医は内科医ということをどの程度加味するかだが、もしストレス障害程度、と判断していたのなら、一見強引ともいえる早期復帰の助言は適切といえなくもない。

④ **大学病院精神神経科准教授、三〇歳代後半男性**（診断しない：自信度六〇％）

うつ病の診断基準に近い四つの症状、それも必須の⑴⑵とも含み継続期間の長さ、商談の時間を間違えて遅刻するなど日常生活に支障をきたしている点などはうつ病に該当する可能性はあり、迷った。このため、「診断しない」にしたものの、自信度は低くなった。うつ病だったとしても、非常に軽度なうつ病といえる。本人が「過労が原因だったのではないか」というように、過酷な労働環境でのストレス障害の可能性もある。主治医の診断・治療方針に反し、産業医が「早めに復帰したほうがいい。あなたなら大丈夫」と本人に語りかけているのは、やる気を持たせる意味では適切だが、病気そのものをどう判断していたのかは推測でき兼ねる。だが、復職後に「もう通院しなくてもいい」とまでアドバイスしているのは、根拠が不明で疑問だ。

⑤ **常勤産業医兼、総合病院心療内科医長、五〇歳代後半男性**（診断しない：自信度一〇〇％）

ストレス障害、心身症などだった可能性はあるが、うつ病とは診断できない。産業医が患者との面談で症状や治療、改善状況を尋ね、その回答を踏まえて「早めに復帰したほうがいい」と勧めるのは、従業員である患者のキャリアを考えると妥当なアドバイスだ。ただ、そうアドバイスするには、産業医から見て、的確な診断・治療、回復状況である、という明確な判断が土台になくてはならない。果たしてどうだったのか、推察するのは難しい。この場合は休職開始から数日で産業医と面談しているので、その段階で産業医が患者の承諾を得たうえで主治医に連絡し、職場環境も含めて意見を伝え、連携を図りながら必要に応じて診断・治療を修正していくことも必要だったのではないかと考える。

⑥ **開業医**（心療内科クリニック経営）**兼、非常勤産業医、五〇歳代前半女性**（診断しない：自信度八〇％）

病因論を重視する年配の主治医であれば、職場での長時間労働や過度なプレッシャーなどの環境因子を重視して、うつ病と診断してしまうかもしれない。でも、精神症状、身体症状ともにあるものの診断基準は満たしていないため、うつ病の可能性は低いと思う。産業医の対応について、早く仕事に復帰したほうがいいと求めたのは、産業医として会社のことを考えたのか、患者のキャリアを考慮したのか、ほかの理由があったのか、再診断のための資料だけではわからない。うつ病と診断していたなら、二週間未満での回復は考えられないので問題だし、主治医の診断に疑問を抱いていたなら、何らかの主治医への接触が必要だった。開業医、産業医双方を務めている者としては、主治医と産業医の連携は大きな課題だと思っている。

〈9〉産業医が早期の職場復帰と治療終了を求めている（主治医の診断・治療に疑念を抱き、患者のキャリアを考慮して）。

代表的事例：三〇歳、男性。独身（未婚）。中小下請け（大手IT企業の協力会社）・SE。千葉。

結果：五人が「診断しない」、一人が「どちらともいえない」（「診断しない」医師五人の自信度平均：八〇・〇％）

「診断しない」理由として、うつ病にも現れる症状が一部見受けられるものの、診断基準には該当せず、症状が改善する時期が早過ぎることが主に挙げられた。一方、「どちらともいえない」とした医師一人は、労働環境や職場の人間関係などストレス要因が存在し、仕事に支障をきたし、私生活にも変化を及ぼしている点などが、最終的に診断するかしないか、いずれかを選択し兼ねる結果になったという。また、産業医が早期の職場復帰を助言している点については、従業員のキャリアを重視した産業医の立場として妥当とする見方が多かったものの、職場復帰早々に治療終了を求めている点も含め、産業医の意図を推察し兼ねるという回答もあった。

理由：

① **開業医**（精神科医院経営）、**六〇歳代前半男性**（診断しない：自信度八〇％）

集中力の減退などうつ病にも見受けられる症状が出ていたため少しだけ迷ったが、実際には症状や持続期間などは診断基準を満たしていないこと、さらに治療開始から二週間ほどで症状が回復したと感じ、趣味に時間を費やすようになっていた点は治療・休職中のうつ病患者の行動とはいえず、総合的に診断せずとした。主治医の判断に反して、産業医が早期の職場復帰と復帰後に治療終了をアドバイスし、患者が従っている点はこのケースの特徴だと思う。産業医としては、症状がある程度改善していたら、キャリアに悪影響が出ないように職場への早期復帰を勧めることは適切な助言といえるが、その前提として症状の改善以前に、主治医のうつ病診断自体を疑問視していたのかもしれない。

② **総合病院精神科医長、四〇歳代後半男性**（どちらともいえない）

職場での集中力の低下や、プライベートでも以前と異なり、自宅に閉じこもって趣味のオンラインゲームも行わなくなったなど、無気力感のような症状は、うつ病にも見られる症状で、うつ病を誘発するストレス因子もある。ただ、下請け企業の人間として派遣されて働いている大手企業の社員との上下の人間関係などにおいて、他者の目が過度に気になり、症状が出始めたというのはあまりうつ病の臨床で接したことがない事例で、症状が改善した時期も早過ぎる。これらのため、最終的に二者択一ができず、「どちらともいえない」とした。一方、主治医が診断名は「うつ病」でいいかと尋ねているのは、一〇〇％自信を持ってうつ病と診断していないことを象徴している。産業医が早く職場復帰するようにアドバイスしているのは、患者のことを考えてなのか、主治医の診断自体を疑っていたのか、あるいは両方だったのか、推測ではあるが、何らかの確たる理由があったと考えられる。

③ **精神科単科病院勤務医、四〇歳代半ば女性**（診断しない：自信度八〇％）

うつ病にもみられる症状がごく断片的に見られるが、診断基準に照らし合わせるとうつ病とは診断できない。ただ職場では長時間労働や人間関係で相当のストレスやプレッシャーがあったと推察され、患者本人がそれがきっかけで症状が出始めたと話していることから、単なる日常的な疲れよりは少し重い、かといって軽度なので病気といえるかどうかは微妙だが、もし病気に近いとしても、不安障害的な症状だったのではないだろうか。必要以上に会社を休職して復帰後に仕事がしにくくなることを考えると、産業医が早期職場復帰を勧めるのに違和感はない。ただその前に症状が改善していることが必要であり、治療終了を求めていることから、産業医が主治医の診断・治療を不審に思っていた可能性が高いと考える。

④大学病院精神神経科准教授、三〇歳代後半男性（診断しない：自信度八〇％）

うつ病にも一部見られる症状もあるが、診断基準を満たしていない。治療開始後の状況でも、三週目に入った時点で本人がはっきりと症状の改善を自覚している点、休職期間の後半では好きなオンラインゲームを楽しんでいるという点はうつ病患者には該当しない。主治医と産業医は立場的には異なるが、患者の早期回復と早期職場復帰を目指している点は基本的に同じはずだ。休職期間の半ばに、精神科の産業医が早めの職場復帰を勧めたのは、患者のその時点での改善状況や、休職が今後のキャリア形成に及ぼす影響を考えた可能性が高い。それと同時に、産業医自身がそもそも、主治医のうつ病診断を疑わしく思っていたとも考えられる。だが、産業医の「うつ病は正常と病気の境界があいまい」という表現は疑問。国際的な診断基準で科学的に診断できるものと私は考えている。

⑤常勤産業医兼、総合病院心療内科医長、五〇歳代後半男性（診断しない：自信度九〇％）

このケースの場合は診断基準の各項目から判断してうつ病とはいえない。中小の下請け所属で大手企業に派遣されて勤めているという立場や職場の人間関係で悩んでいたと本人が答えていて、環境的要因や心理的ストレスは確かにあったと考えられる。過労やストレス過多からくる身体症状か、あるいはもう少し精神障害・疾患側から見ると軽い不安障害だった可能性もある。産業医としては、患者がしっかりと治療して早く治ってほしいと願うとともに、必要以上に休職期間が長引いて患者が仕事がやりにくくならないように、リハビリ出社や時短勤務など職場復帰当初は通常勤務よりも働き方を緩和しながら、少しでも早く仕事への復帰を求めるものだ。

⑥**開業医（心療内科クリニック経営）兼、非常勤産業医、五〇歳代前半女性（診断しない：自信度七〇％）**

うつ病の診断基準に挙げられた症状が一部認められるが、その該当数などからうつ病とは診断できない。過労、ストレスからくる心身の不調か、打ち合わせの時など一定数の人がいる状況で、心臓がドキドキして不安や恐怖を感じるというのは、社交不安障害だった可能性もある。もともと職場で下請け企業という弱い立場で働き、人間関係などさまざまなストレスを抱え、つらいことを患者から訴えられると、主治医としては診断基準に該当しなくても、病気の診断を出して会社を休ませたいと考える気持ちがわからなくもない。一方、産業医としては、スムーズに職場復帰し、仕事がうまくいくようにするにはどうすれば良いかを考える。面談で症状の改善が確認できればなおさらだ。慣れた元の職場での短時間勤務から徐々に慣らしていく「復職支援プログラム」を適用している企業が増え、私も取り組んでいるので、産業医の気持ちもわかる。

〈10〉産業医が主治医の診断等を鵜呑みにしている（産業医と主治医の連携が取れていない）。

代表的事例：四七歳、男性。既婚、子ども二人。大手電気機器メーカー・総務部門課長職。大阪。

結果：六人全員が「診断しない」（各医師の自信度平均：八五・〇％）

全員が「診断しない」と判断し、一〇〇％の自信度で「診断しない」とした医師が二人いたが、自信の度合いは六〇―一〇〇％の範囲でばらつきも見られた。「診断しない」理由としては、うつ病にも類似した一部の症状は見られるものの、診断基準を満たしていないこと、症状の改善を患者が自覚した時期が早過ぎ、さらに趣味にも興じていることであった。自信度が比較的低かった回答では、受診前に症状が一定期間持続していたことを、少し迷った要素として挙げた。一方、全員が産業医、特に精神科の非常勤産業医が主治医の診断や治療方針を意図して見過ごしている、または間違いを見落としているなどとして、意見していないことに疑問を呈するとともに、主治医と産業医の連携不足を課題として指摘する回答もあった。

理由：

①開業医（精神科医院経営）、**六〇歳代前半男性**（診断しない：自信度八〇％）

うつ病の症状が部分的には認められるが、治療を開始してからの状況の改善具合に疑念を抱いた。投薬治療を開始後、一週間で症状が随分良くなり、一〇日ぐらいで趣味に時間を費やし始めている点だ。主治医が通院治療でもいいが、しんどければ診断書を書くので、「しばらく仕事を休まれますか？」と患者の意向を尋ねているのは、患者の気持ちを優先したいのはわからなくもないが、診断書発行も含めて医師が取るべき正当な手続きとはいえない。そもそも主治医自身が、うつ病診断に確信がなかったのではないか。また、精神科を専門とする産業医が複数回にわたって面談しているわけで、本来は主治医の誤った診断や治療方針を見破らないといけないのだが、主治医の判断をそのまま鵜呑みにしているのは問題だ。主治医の誤りを意図して見過ごしていたのか、誤り自体に気づかなかったのかは不明だが、いずれにしても日頃の産業医の不適切な姿勢が表面化しているように思った。

②総合病院精神科医長、四〇歳代後半男性（診断しない：自信度六〇％）

やる気や集中力の低下などが見られ、一定期間、症状が持続していたことなどからグレーゾーンでもあり、少し迷ったが、総合的に判断した。本人は休みたい意向だったようだが、リストラを進める会社で我慢して仕事を続けたほうがいいのか、休職したほうがいいのか、自分が左遷、リストラ対象にならないように就業規則を読んで制度を確かめたりするなど冷静な思考が働いているのは、この時期のうつ病患者の心理、行動としては疑問だ。休職に入る前に、常勤の内科の産業医、非常勤の精神科の産業医とも面談しているが、特に精神科の産業医が診断について意見を述べ、主治医とともに職場復帰に向けて考えるということなく、主治医の判断を重視し過ぎているのは問題。抗うつ薬の副作用も出ており、産業医が適切に対応していれば患者が危険にさらされることはなかったのではないか。主治医と産業医との連携不足も課題で、私自身も含め医師の多くが直面しているはずだ。

③**精神科単科病院勤務医、四〇歳代半ば女性**（診断しない：自信度九〇％）

症状は部分的にうつ病にも認められるものもあるが、投薬開始からの改善状況からするとうつ病患者のそれとは到底、考えられない。一週間でかなり症状が改善し、一〇日ほど過ぎたあたりから自宅で趣味の将棋を指し、さらにはゴルフ練習場まで外出している点などである。患者本人もインタビューで語っているように、症状が回復したのは薬の効果なのか、会社を休んで心身ともに休養したからなのか、あるいは両方なのか、その点はなかなか推測しにくい点でもある。この患者のように抗うつ薬と精神安定剤など複数処方されている場合は特にそうで、軽度の神経症性障害、ストレス関連障害の可能性も否定できず、抗うつ薬ではなく、精神安定剤が効いた可能性もある。一方、産業医の姿勢には疑問を持った。患者が産業医は「何のためにここにいるのか」と感じさせるほど、主治医の判断に追随するだけだった。産業医は主治医判断に、仕事で必要な業務遂行能力を加味して精査したうえで判断し、意見を述べるべきで、産業医としての役目を果たしていないと考える。

④**大学病院精神神経科准教授、三〇歳代後半男性**（診断しない：自信度八〇％）

うつ病にも見られる症状が一部出ているが、投薬治療開始後の状態、つまり一週間でかなり改善し、一〇日ほどで趣味の将棋、さらに数日経った頃にはゴルフ練習場まで出かけるというのは、どう考えてもうつ病ではない。ただ、主治医の診断が誤っていたとしても、会社の産業医が（この患者の場合は、常勤の内科産業医と非常勤の精神科産業医の二段構えでしくみとしては整っているほうだといえるが）、患者との面談時の疑問点を明らかにし、何らかの方法で主治医にフィードバックして、その後の治療方針などを軌道修正するべきだったと考える。この場合、精神科の産業医であれば診断の不十分な点を見抜けたはずだし、それを見て見ぬふりをしていたのなら、患者が不利益を被ることになり、大問題だ。もし間違いを発見できていないなら、話にもならない。

⑤常勤産業医兼、総合病院心療内科医長、五〇歳代後半男性（診断しない：自信度一〇〇％）

診断基準をしっかり適用すれば全くうつ病には当てはまらない。薬による治療を始めてから一週間でかなり症状が治まり、一〇日ほどで趣味をする元気まで出ているというのも、うつ病患者の状態・行動には全く該当しない。私自身、産業医として最も気になったのは、精神科の産業医が患者との面談の機会を複数回、持っているにもかかわらず、不当なうつ病診断、患者の体に危険な投薬治療を見抜けなかった点だ。主治医の診断などを不審に思った時は、面談時に直接、患者への問診で確かめるべきで、怠ったのか、ある程度聞いたのに見落としてしまったのか、あるいは、主治医のうつ病診断に疑念を抱きながらも、ややこしくなるのを避けて目をつぶってしまったのか、いずれも産業医の対応としては非常に不適切だ。職場復帰に関しては産業医が主治医に対し、仕事で必要とされる業務遂行能力について情報を事前に提供し、患者の状態が就業可能なレベルに回復していることを主治医の意見として提出してもらうべきで、そうすれば主治医も安易な判断はできなかっただろう。

⑥開業医（心療内科クリニック経営）兼、非常勤産業医、五〇歳代前半女性（診断しない：自信度一〇〇％）

うつ状態にも見られる症状が一部認められるが、治療を始めてから、症状の回復を自覚するまでの時間が短すぎる。一週間でかなり回復して、一〇日ほどすると趣味の将棋を始め、さらに数日でゴルフ練習場にまで足を運ぶというのは、うつ病治療中の患者には当てはまらない症例。患者の会社は精神科の産業医が非常勤でいるなど、メンタルヘルス対策が比較的充実しているが、この産業医は実際のところ、面談の際にうつ病ではないのではないか、と疑問を持った可能性が高いと思う。でも、産業医側としては、主治医の診断書や患者を通して聞く主治医の判断、治療方法、復職可否の判断にはなかなか逆らえない面もある。患者とじかに接し、最も病状を理解しているのは主治医だという認識が根底にあるので。このあたりは主治医と産業医の連携不十分という問題で、今後改善していかなければならないと、私自身も思っている。

第3節　患者の要望、企業内制度、主治医の意図

第5章の半構造化インタビュー調査の結果をもとに類型化して開発した一〇ケースについて、プロファイルの異なる精神科医、心療内科医（一部、産業医兼務）に依頼した再診断結果をもとに、主治医はどのような社会的要因がそろった時に「うつ病」と診断するのか、具体的な社会的要因を検証する。

まず、改めて再診断結果の概要を整理すると、再診断にあたった医師六人全員が、国際的な診断基準であるDSM-5の診断基準の要素を満たした、つまり純粋に医学的に診断される可能性の高いケースAの一ケースについて、「自信の度合い」が平均九六・七%という非常に高い割合で、「診断する」とした。

一方、症状などが診断基準を満たさず、医学的以外の要素が診断に影響している、すなわち社会的要因の影響を受けている可能性のあるケースBとケースCの計九ケースについては、六人各医師の「診断しない」としたケース数は、平均七・五ケース（各医師の回答の範囲：六―九ケース）で、ケースAを除く九ケースについて、「診断しない」率は平均八三・三%と高い割合であった。

調査概要でも先述した通り、今回のケース開発による医師の再診断では、再診断を行った医師六人が社会的要因の影響を受けたうつ病診断を一〇〇%行わないという確証があるわけではないため、彼らのうつ病診断の精度、すなわち社会的要因に左右されない、診断基準に基づく純粋に医学的な診断を行う医師であるかどうかを確認するた

めに、第5章の半構造化インタビュー調査結果ではごく少数だった、診断基準DSM-5に該当し、純粋に医学的に診断される可能性が高いケースAを再診断のための全一〇ケースの中の一ケースに敢えて加えた。

このケースAについて、全員が高い自信の度合いで「診断する」としたことから、再診断にあたったプロファイルの異なる精神科医、心療内科医（産業医兼務を含む）たちは、症状よりも、うつ病診断によって会社を休職したいと希望する患者の意向を重視するなど、社会的要因の影響を受けたうつ病診断を行わない可能性が高いことが確認できている。

再診断医六人は、それぞれ医師歴、専門医資格の有無、専門医歴のほか、開業医、総合病院、大学病院等の勤務医、産業医を兼務等、バックグラウンドの異なる医師であり、地域もできる限り偏りのないよう配慮した。このため、ここで示された結果は一定の普遍性を有するものであると考える。しかし一方で、日本の精神科領域を専門とする医師すべての見解を網羅したものではないという限界もある。

◉「うつ病」診断に影響を与える社会的要因とは

そして、重要なポイントとなる、主治医はどのような社会的要因がそろった時に「うつ病」と診断するのか、について、再診断医が「診断しない」としたケースの再診断結果をもとに、患者の要望・訴え、企業内制度、主治医自身の心理・意図、の三つに分類し、考察したい。

(1) 患者の要望・訴え

患者がうつ病診断による休職を望み、心理的負荷の強い仕事から離れて休養したいと強く訴えている。

(2) 企業内制度

患者が勤める会社のメンタルヘルス不調者に対する企業内制度が整っており、うつ病診断によって休みやすい職場環境がある。

(3) 主治医自身の心理・意図

休職したいという患者の希望を診断に反映させたい、または抗うつ薬による投薬治療を行いたい、という意図がある。

◉割合は低いながらも「診断する」回答も

ただ、六人全員が、すべてのケースについて、うつ病と「診断しない」と回答したわけではない。ケースAを除く九ケースのうち、「診断する」としたケースも平均一・二ケースあった。「診断する」とした自信の度合いは、「診断しない」の平均よりも二・三ポイント低かったものの、「診断する」としたケースはゼロではなかった。

全体からするとごく少数ではあるが、「診断する」としたケースの理由について、再診断にあたった医師の回答を整理する。いずれも、うつ病にも見られる一部の症状が患者に出現していたが、診断基準DSM-5には該当していないことを認めたうえで、

〈強いストレス因子の存在と患者の希望〉 職場環境などかなり強いストレス因子が存在しており、かつ患者が「会社を休みたい」と強く希望しているため。

〈類似した一部の症状と患者のつらさ〉 診断基準に完全に該当しなくとも、類似した一部の症状が複数あり、かつ患者がそのつらさを強く訴えていれば、診断を出して休職し、通院加療したほうが患者のためになる。

〈他の診療科を受診しても改善せず、苦しさの訴え〉 精神科や心療内科を受診する前に婦人科など別の診療科を受診して投薬治療を受けていたにもかかわらず、症状が改善せず、患者が苦しさを訴え続けていること。

これらの点を挙げた。

先述した診断基準に該当するケースAについては、六人の再診断医全員が「診断する」とし、診断基準に基づく医学的な診断を行う傾向が強いことが確認されたにもかかわらず、このような再診断医が「診断する」としたケースでは、ある意味、再診断医自身が社会的要因の影響を受けて「再診断」している可能性を否定することはできないのである。

◉社会的要因による診断を容認・擁護する再診断医の見解

さらに注目されるのは、「診断する」としたケースだけでなく、自らは「診断しない」としたケースについてさえ、精神医療の臨床現場の現状を踏まえ、社会的要因の影響を受けた主治医の「うつ病」診断を容認、擁護するような、再診断医のコメントが存在したことである。コメントには一般論的なものもあれば、自身のケースとして述べているもの、また両者いずれにもよらないあいまいなニュアンスのものもある。総じて、再診断で「診断する」としたケースが複数あった医師ほど、社会的要因の影響を受けた主治医診断を容認・擁護する傾向が強かった。そのポイントを紹介する。

①開業医（精神科医院経営）、六〇歳代前半男性（「診断する」が三ケースと最多）※ケースAを除く九ケースのうち（以下同）

・「患者が会社を休みたい、そのためにうつ病と診断してほしいと訴えるのは少なからずあること。自覚症状の要因とも考えられる職場での大きなストレスも踏まえると、医師としてはできる限り患者の希望に沿いたいと考えるもの」。

・「自分も、症状がすべて診断基準に該当しなくても、ある程度の症状があり、かつ患者がうつ病診断による休職を希望している場合、患者の希望を重視してうつ病と診断する場合はある」。

・「社会問題としても注目されているうつ病であれば、会社も関連制度を充実させているケースが多く、休みやすいと推測され、患者のために診断してもよいのではないか」。

② 総合病院精神科医長、四〇歳代後半男性（「診断する」が二ケース）

・「症状がつらいと強く訴え、もう出社したくないなどと言えば、その患者の思いに応えたいと考える医師もいるだろう。その医師の姿勢を否定することはできない」。

・「決して好ましい診断方法でないことはわかっているが、例えば抗うつ薬の一種に一定の効果が期待される社交不安障害などの可能性が高い場合は、休職しやすいように『軽症うつ病』などと診断を出すこともある」。

・「全く症状がないわけでなければ、うつ病と見間違えてしまう可能性がゼロとは言えない」。

③ 精神科単科病院勤務医、四〇歳代半ば女性（「診断する」が一ケース）

・「患者がつらい職場の状況などを訴えて休職したい、という要望を受け入れ、うつ病の診断書を出す医師は、実際には存在する」。

・「医師は基本的に患者の苦しさに寄り添うべきと考えているので、診断基準に該当していなくても、一定の症状があって、患者がつらさを訴えていれば、過酷な労働環境から一時的に離れて休養を取ったほうがよいと判断して、うつ病診断を出してしまうのはやむを得ない。実際、過去に自分もそのようなケースがあった」。

④大学病院勤務医、三〇歳代後半男性（「診断する」は無し）

- 「患者が例えば、仕事を続けるのはつらいから休職したいという希望を重視してうつ病と診断する医師は、特にＤＳＭの操作的診断基準に懐疑的で、旧来の診断を行ってきた年配の、中でも開業医に多いのではないか」。
- 「操作的診断に基づかない診断が行われている臨床の実態は決して受け入れることはできないが、患者のつらさを少しでも軽減したいという医師の思いも理解できるだけに、正直、複雑な思いもある」。

⑤企業内健康管理センター長の産業医・心療内科医、五〇歳代後半（「診断する」は無し）

- 「長時間労働や職場の人間関係から悩みやストレスをためるという状況は、近年の職場環境で増えており、私も産業医として、ストレス予防対策の効果がそれほど出ていないことには頭を痛め、重く受け止めている。このため、こうした労働者が受診してつらさや休職希望を訴え、主治医がうつ病診断を出すことを全面否定してしまうことができない面もある」。
- 「ただ、診断基準に該当しないのに、安易にうつ病診断を出して、会社を休ませることは、患者本人の健康はもとより、キャリア形成においても大きな問題である。患者のことを思う気持ちは、医師はみな同じなわけで、このあたりの意識改革が進んでほしいと願う」。

⑥開業医・産業医、五〇歳代前半女性（「診断する」が一ケース）

- 「患者から職務をこのまま続けるのはつらい、と強く訴えられた場合、少しでも症状があれば、うつ病と診断して休ませてあげたい、と考える医師の気持ちもわからなくもない。良くないのはわかっているが、実際に私自身、そのような考えから診断したことが過去にあるので」。

・「近年、精神障害の中でもうつ病が職場の問題として注目を集めていることもあり、うつ病より軽い症状の別の病気であっても、うつ病診断を出しやすい傾向があるのかもしれない。ちなみにかつてはうつ病であっても、『適応障害』とかに病名（診断書に記載する）を変えてもらえないか、と患者から要望があったが、現在は逆に『うつ病』を希望する人が増えている」。

一方で、第3章で述べた通り、うつ病患者の増加の背景に、操作的診断基準の導入によるうつ病診断範囲の拡大があるという見解が、一部の精神病理学者らから出されている。しかし、再診断医に操作的診断によってうつ病と診断される範囲が広くなったかどうかを尋ねたところ、先述したように、全六人中、五人がNO（拡大していない）と答えた。プロファイルの異なる医師の回答とはいえ、非常に少ない母数では当然、断定することはできないが、本章のケース開発による再診断においては、うつ病患者の増加は診断方法の変化という医学的要素では説明できないことが示唆される結果となった。

以上、本章のケース開発による再診断調査でも、第5章の半構造化インタビュー調査からも明らかとなった、うつ病休職者のうつ病診断において、国際的な診断基準であるDSM-5に基づく、純粋に医学的な要素以外、すなわち社会的要因の影響を受けた主治医のうつ病診断が一定割合存在することが確認された。さらに重要なのは、再診断によって、主治医は、(1)患者の要望・訴え、(2)企業内制度、(3)主治医自身の心理・意図、という社会的要因の影響を受けて、うつ病診断を出している可能性があることがわかったことである。うつ病診断に影響を及ぼす社会的要因は、患者と主治医の相互作用のプロセスと密接に関わっていると考えられるのである。

注

（1） ＤＳＭ-5のうつ病の診断基準は第5章を参照。

（2） 再診断にあたった医師に渡した書面では、**再診断のための一〇ケースの特徴（八二―八四頁）**に示す、Ａ、Ｂ、Ｃの【 】内に記載した三つの大分類名と、さらにそれぞれを〈1〉～〈10〉に類型化した各一〇ケースそれぞれの特徴（一―二行表記）は伏せている。記載した内容は、**各代表的事例のみ**で、その中には、年齢、性別、既婚か独身か、子どもの有無、子どもがいる場合は人数、勤務先企業の業種・規模、職種、役職（管理職に就いている人のみ）、住まいのある都道府県などの属性と、各事例の説明・「語り」だけで構成した。なお、各ケースの代表的事例が診断基準ＤＳＭ-5に該当するかどうかを、筆者が調査対象者が語った症状をもとに、別の精神科医、心療内科医の指導を仰ぎながら判断したものを記しているが、この点も当然ながら、再診断医に渡した書面には記載していない。

（3） 操作的診断基準は第3章を参照。

終章　「社会的うつ」のない社会に向けて

第1節　うつ病休職者からみる社会的要因

◉「社会的うつ」の存在と背景・因子

本書では、うつ病の診断を受けて会社を休職する人たちの増加の背景に、社会的要因が影響を及ぼしている可能性、すなわち、社会的要因の影響を受けて診断された「社会的うつ」の存在の可能性を検証することを目的とし、リサーチ・クエスチョンとして、(1)うつ病休職者のうつ病診断に社会的要因の影響はあるのか、(2)社会的要因はどのような背景、因子から生まれるのか、(3)社会的要因によるうつ病休職者を増やさないために、企業など組織、社会、医療従事者、そして個々人はどのようにすればよいのか、を設定した。

うつ病休職者の増加の背景に社会的要因が存在することを前提に、肯定的なエビデンス探しを行うのではなく、半構造化インタビュー調査やケース開発による医師の再診断、国際比較検討、メディア報道分析などの多面的な方法により、価値中立的な立場から検証した。

その結果、うつ病休職者増加の背景に、主治医が、国際的な診断基準に基づく純粋に医学的な判断要素以外の社会的要因の影響を受け、「うつ病」と診断している可能性があることがわかった。また、その社会的要因が生まれる背景には、患者の要望・訴え、企業内制度、そして主治医自身の心理・意図が、主要因子としてあることも明らかとなった。この結論に至るプロセスの概要を、各章の展開とともに整理する。

第1章でまず、うつ病患者数（受療者数）の増加や、うつ病を中心とする精神障害による労災請求・認定件数の増加のほか、うつ病患者増による企業や社会の経済的損失、職場のメンタルヘルス対策に関する国の指針などを整理した。

そして、第2章で抗うつ薬の市場拡大とうつ病患者増の相関関係について考察した。ＳＳＲＩの市場導入後数年間でうつ病患者数が約二倍に増加しているという日本と欧米諸国、オーストラリアの共通の現象と、一方でうつ病の治療方法では、重症度にかかわらず第一選択療法として薬物療法に傾倒した日本の治療と、軽症うつ病患者に対しては副作用を十分に考慮したうえで、抗うつ薬の投与を制限している英国との違いを、英国立医療技術評価機構のうつ病に関する治療ガイドラインを例示しながら指摘した。

さらに、日本で新規抗うつ薬ＳＳＲＩの発売が開始された一九九九年を注目すべき年と捉え、この年を契機に、うつ病患者数、うつ病を中心とする精神障害による労災請求・認定件数のいずれも急速に増加するとともに、抗うつ薬の市場拡大が、製薬会社によるテレビＣＭほかメディアを介した「疾病啓発キャンペーン」も相まって一気に加速していることなどを共通項として導き出した。こうした疾病啓発キャンペーンの影響は、後述する半構造化インタビュー調査で収集したデータ、つまりインタビュー対象者の「語り」でも明らかとなり、うつ病を「誰でもかかり得る心の病」と認識し、受診行動に至る動機になっていた可能性を考察した。

第3章では、日本におけるうつ病診断の歴史と、国際的な診断基準であるＤＳＭに操作的診断基準が導入されて以降、うつ病と診断される範囲が広がったという、精神病理学など一部の精神医学分野から指摘されている議論について紹介した。

第4章のメディア報道分析では、先述した注目すべき年であるSSRIが発売された一九九九年を境に、うつ病に関する新聞・一般雑誌の報道件数が急増し、内容も過去に見られた「逸脱的」な報道から、より「大衆的」「日常的」な病として変容していることなどがわかった。

第5章は、うつ病休職者のうつ病診断における社会的要因の可能性を探索するため、「うつ病」の診断書を会社に提出して休職した経験のある男女計五〇人を対象に実施した半構造化インタビュー調査の結果を踏まえ、分析・考察した。インタビュー・データから、調査対象者である患者の心理・意図をはじめ、「語り」から浮かび上がった主治医の対応と推測される意図、さらには産業医の対応等も含めて分析し、次の主要な七つの特徴を導き出した。

⑴ 患者は、ストレスや悩みの強い職場環境から逃れるために、会社を一定期間休みたいと考え、休職するためにうつ病診断を希望していた。

⑵ 患者が休職するためにうつ病診断を希望する度合いは、患者が勤務している会社でメンタルヘルス不調者への休職制度が整っている場合はより強く、企業内制度がうつ病診断を欲する気持ちをさらに後押ししていた。

⑶ 患者が休職するためにうつ病診断を希望する背景には、メディア報道や製薬会社の「疾病啓発キャンペーン」を通じて「うつ病は誰でもかかることがある風邪のようなもの」といった、うつ病を身近な病として捉える認識があった。

⑷ 主治医は、うつ病診断により休職したい、ストレスや悩みの多い職場環境から逃れたい、という患者の希

望を、ＤＳＭ-５などの診断基準による診断よりも重視し、うつ病診断を出していた可能性がある。

⑸主治医は、ＤＳＭ-５などの診断基準に該当しなくとも、薬（抗うつ薬）を処方したいために、うつ病診断を出していた可能性がある。

⑹産業医は、患者に早期の職場復帰と治療終了を求めていた。背景には、従業員である患者の職場復帰後のキャリア形成を考慮、休職の長期化に伴う生産性低下の回避、主治医の判断に疑念、などの可能性がある。

⑺産業医は、主治医の診断や治療方針・経過を鵜呑みにし、従業員である患者から直接、症状や改善状況などをほとんど聞くことなく、産業医自身の判断や主治医への意見を避けていた可能性がある。

調査対象者の「語り」からは、患者の心理として、「会社を休みたかった」「（うつ病の）診断書がほしかった」「（休職しやすい）会社の制度が整っている」などのほか、うつ病についてメディア報道や製薬会社の「疾病啓発キャンペーン」などから情報を事前に入手し、うつ病は「誰でもかかり得る風邪のような心の病」と認識していたこともわかった。また、症状を自覚した状況・経緯や自覚症状の発症要因を自己分析して語ってもらったところ、全員が職場での精神的な悩み・ストレスや身体的な負担、つらさを抱えていた。

インタビュー対象者五〇人から尋ねた詳細な自覚症状をもとに、ＤＳＭ-５のうつ病の診断基準と照らし合わせたところ、四三人（八六・〇％）が該当せず、この結果からは九割近くが「うつ病」ではなかった可能性が考えられる。しかしながら、これは医師ではない筆者の調査・分析であり、限界を認める。うつ病休職者のうち、どの程度が診断基準に基づく純粋に医学的な要素からのうつ病診断ではなく、社会的要因の影響を受けた診断を受けているのか、また、主治医が具体的にどのような社会的要因がそろった時にうつ病診断を出しているのか、などについては、第６章のケース開発による再診断により、さらに考察を深めた。

第6章では、インタビュー調査をもとに類型化した代表的な一〇ケースについて、経歴やバックグラウンドの異なる精神科、心療内科の開業医や総合病院、大学病院等の勤務医（一部産業医兼務）など計六人の医師による再診断を実施し、その結果を踏まえて具体的な社会的要因を検証した。

六人各医師が、全一〇ケースのうち、症状が診断基準に明らかに該当し、純粋に医学的にうつ病と診断される可能性の高い一ケースを除き、「診断しない」とした率の平均は八三・三％と高い割合であった。

さらに、再診断にあたった医師が「診断しない」と判断した理由については、症状や改善状況、休職中の行動など現象面に加え、患者の心理、主治医の意図など可視化できない内的な要素も挙がった。こうした再診断結果をもとに、社会的要因はどのような背景、因子から生まれるのか、すなわち主治医がどのような社会的要因がそろった時に「うつ病」と診断するのか、について主なものを分類すると、次のようになった。

(1) 患者の要望・訴え（患者がうつ病診断により、休職したい、ストレスや悩みを抱える職場から逃れたい）

(2) 企業内制度（うつ病診断によって休職しやすい企業の制度が整っている）

(3) 主治医自身の心理・意図（患者の希望を診断に反映させたい、抗うつ薬による投薬治療を行いたい）

ただし、社会学研究からの精神科領域へのアプローチには限界があり、本書で導き出した答えは、現代日本で深刻な社会病理となっているうつ病による休職者の増加問題について、そのすべての背景に社会的要因の影響を受けたうつ病診断が存在すると断定するものではない。しかしながら、逆にうつ病休職者全員が国際的な診断基準に基づく純粋に医学的な判断要素から診断されている、という見方を否定することはできるであろう。言い換えれば、限界を十分に考慮したうえでもなお、一定割合、社会的要因によるうつ病休職者が存在するという結論に達したのである。

◉心理学化する社会における「うつ病」

「社会的うつ」の存在は、これまで述べてきたうつ病を中心とするメンタルヘルス不調者への休職制度の充実や、疾病啓発キャンペーンなどを通した薬剤の使用圧力、メディア報道の影響力などの外的要素だけでなく、長時間労働など過酷な労働環境や理不尽な処遇、悪化した人間関係といった職場の問題などによって過度なストレスをためた結果、うつ病を訴えて自ら医療機関を受診する労働者、つまり「患者」の心理・意図など、可視化できない内的要素が大きく影響を与えていると考えられる。こうした当事者の認知・認識や心理状態、そこから医療機関の受診という行動に至るプロセスも含めて、考えてみたい。

まず、先述した職場での問題に悩み、つらい思いをしている当事者が、うつ病診断を受けて休職する過程の一部には、Parsons（1951）の「病人役割[1]」への期待が存在するのではないだろうか。つまり、自身が苦境に立ち、悩みやストレスをためる根源である職場から逃れるために、職場で課せられた役割、社会人として社会で果たすべき役割などを免除されるよう、自ら「病人」を演じてしまうということである。先に述べた患者を取り巻くさまざまな社会的要因は、当事者自らがこの「病人役割」に入り込みやすくする環境を整えているともいえるであろう。

また、Beckが主張した「個人化」論を、日本のうつ病問題に照らし合わせて考えてみたい。Beckは一九七〇年代初頭から一九八〇年代半ばまでの西ドイツ（当時）について雇用制度を軸に分析し、産業社会から「リスク社会」への転換が起こった結果、社会的不平等などの個人化を生み出したと指摘した（Beck 2014）。そして、その土台にあるのは福祉国家である。これに対し、日本は歴史的に見て、福祉は企業の福利厚生と親族間の相互扶助に大きく依存してきた。このため、社会統合のあり方もヨーロッパのような「福祉国家型統合」ではなく、「企業社会型統合」であった。ここに、日本における「個人化」の特殊性がある。

そうして、日本での個人化は、それまでリスクを軽減する役目を担っていた企業や地域などの共同体の衰退によって始まったといえるだろう。さらに時代が進んだ現在では、それらの共同体を補完していた家族までもが崩壊の危機にさらされている。こうした日本社会の変容によって、社会の問題が直接、個人にふりかかる、Conrad and Schneider が指摘した「社会問題の個人化（"the individualization of social problems"）」（Conrad and Schneider, 1992: 250）が今まさに日本でも深刻な問題となっている。社会問題がそれぞれの心的性向、不安や悩み、抑うつなど個人レベルの問題へと変わる社会、時代において、本書のうつ病休職者を例に挙げると、労働問題という社会問題が個人の心の病の問題にすり替わり、人々を自らうつ病と認識させ、医療機関を受診する行動へと駆り立てている可能性も考えられるのである。

Beck（2014）は、雇用制度が生み出すリスクが個人の能力の問題として捉えられるようになり、カウンセリングや癒しなどが求められるようになった現代社会の「心理学ブーム」についても指摘している。日本でも樫村（二〇〇三）が現代日本社会の問題として、「社会の心理学化」という概念を提示している。第4章でもメディア報道の影響力との関連で触れたが、心理学化する社会とは、すなわち、さまざまな社会現象や心理がストレスやトラウマといった心理学や精神医学の言葉で説明されるような社会状況になっているということである。斎藤（二〇〇九）は社会が心理学化する背景について、地域社会や家族など共同体的な対人距離で構成される世界が喪失し、人々の孤立化が進み、その穴を埋める媒介が心理学や精神医学を指す「こころ」になっているという。

心理学化する社会に生きる人々は、マスコミから報道される情報、メディアを介して展開される製薬会社の疾病啓発キャンペーンにも扇動されやすいであろう。また、ソーシャル・メディアが隆盛する時代、従来の情報の受け手（オーディエンス）が発信者にもなり、オーディエンスがますます能動的になる状況下において、「こころ」を語るメディア・メッセージの影響力はなおさら強まっているといえるだろう。その結果、自身を「うつ病」であると認識し、医療機関を受診する。いったん医療機関を受診すれば、軽症うつ病であろうと、さらには病そのものでなかろうと、薬物療法が行われる、という構図に陥っている可能性も否定できないのである。

第2節　「社会的うつ」にみる社会問題の医療化

社会的要因の影響を受けてうつ病の診断が行われることによって、うつ病による休職者が増加している、すなわち「社会的うつ」が存在する可能性があるという現象は、「医療化[2]」と捉えることもできる。そして、この現象はIllichが指摘した"the medicalization of life"（Illich, 1995: 8）（「生活の医療化」：筆者訳）の概念に近いといえるだろう。

◉「社会的うつ」の医療化プロセス

ではなぜこのような医療化は起こるのか、そのプロセスも含め、先に述べた調査結果をもとに考察を深めたいが、その前にまず、精神疾患・障害はエックス線や病理検査などによって診断が行われる他の疾患とは異なる、ある意味あいまいな医療領域であり、医師の問診が中心に診断がなされるという精神医療の特殊性を押さえておく必要がある。そのうえで、うつ病による休職者の増加にみる医療化には、患者の心理と主治医の意図の相互作用のプロセスが関わっていると考えられる。つまり、長時間労働など厳しい労働環境から逃避するためにうつ病の診断を受けて仕事を休みたいという患者の心理と、そのような患者の要望を尊重し、あるいは薬剤を投与したいために、患者の症状が診断基準に該当していなくともうつ病と診断する主治医の意図である。

従来、医療化は医師など医療専門職が主体で、その権能を伸ばすために進めているという見方が主流であった。本書の調査結果からも、主治医が抗うつ薬を処方して投薬治療を行いたいため、つまり生物医療を進めたいためにうつ病と診断していた可能性があることがわかり、これはIllichが提示した"the pharmaceutical invasion"

（1995：63）（「薬剤の侵入」：筆者訳）に該当するだろう。

◉患者主体の医療化

一方、近年の医療化論では患者自身も「病人役割」を演じて医療を求めることで、医療化の行為者となっている点、すなわち患者主体の医療化が指摘されてきた。Conrad（2005）は、医療化のプロセスの変化について市場の影響力の増大を挙げるとともに、患者自身が自らの問題を特定し、医師に特定の解決法を要請するような“self medicalization”（「自己医療化」：筆者訳）の現象を指摘している。

また、Conrad and Schneider（1992）が指摘した「社会問題の個人化」という現象が本書の研究結果にも確かに存在した。つまり、過酷な労働環境の「被害者」であるはずの患者が「病人役割」を演じることによって、本来は公共政策や企業努力による解決が不可欠な長時間労働などの過重労働やパワーハラスメントなどの労働問題を自分から進んで背負い込んでいる、言い換えれば患者自身が社会問題を故意に「病気」という個人的なものとする、社会問題の医療化に加担している可能性があることが確認された。患者のストレスを増やし、患者を苦しめている要因である労働問題の解決を、患者自身が難しくし、その結果、社会問題の医療化、具体的には精神医療化をなおいっそう促しているという皮肉な結果となっているのである。

このように精神医療化の視点から考察すると、第5章と第6章の独自調査からも明らかとなった、うつ病休職者の主要な社会的要因の一つである企業内制度、すなわち、従業員のうつ病の予防や早期発見、そして早期治療のための休職制度などのメンタルヘルス対策の充実が、うつ病休職者の増加につながっているという一見、矛盾するような現象を当然の帰結として説明でき得るであろう。

第3節　臨床判断における「社会的うつ」否定の可能性

一方で、「社会的うつ」の存在を否定する見解もあり得るであろう。特に臨床判断において、その可能性は否定できない。

先に述べたが、うつ病をはじめとする精神疾患・障害は元来、エックス線や病理検査などの可視化された判断要素によって診断が行われる他の疾患とは異なる医療領域である。診断のプロセスは問診が中心であり、他の医療領域に比べ、医師の心理や意図、例えば、患者を救いたいという思いなどに診断が左右される可能性は否定できない。診断基準を十分に理解し、臨床で的確に実践できているかどうか、すなわち精神疾患・障害の診断における医師の知識、技量に差が出やすい点も否めない。

高橋は、米国での精神科診断が総合的、かつ系統的であるのに比べ、「わが国では、よくいえば自由度が高いといえるかもしれないが、いまだに直感的すぎる印象診断に頼って、一つ見つけた入口から穴を掘り進めるようなやり方が残っているところがあると反省させられる」と指摘している（Nussbaum 2013＝二〇一五：iv頁）。このような日本における精神科診断の不十分さを医師自身が認めず、「直感的すぎる印象診断」を正当化しているケースでは、患者が訴える症状などが診断基準を満たさず、社会的要因の影響を受けて診断された「社会的うつ」が存在するということは、臨床判断では否定される可能性が高い。

◉病因論による〝正当な〟診断という否定

また、診断方法の歴史的変遷から、現行の診断基準を臨床判断においてどう解釈するか、という問題もある。国際的な診断基準に症状面を重視した操作的診断が導入され、この診断基準が浸透する以前、日本では症状が発症した原因を重視し、精神疾病・障害を分類・診断する病因論が主流であったことは第3章で先述した。臨床経験の長いケースなどで、この旧来の診断法を今もなお重視している場合、症状が現行の国際的な診断基準に該当しなくとも、何らかの症状を引き起こす直接的な原因、または誘発した要素と考えられる心理的ストレスや精神的葛藤、過酷な労働環境、職場での人間関係の悪化といった環境面の問題などが問診から明らかになれば、「うつ病」と診断してもよい、と考える医師もいるだろう。

この点はすでに述べた通り、ケース開発による再診断において、再診断にあたった医師の一部が、特に医師歴が長く、年配の中には、現行の診断基準よりも、旧来の病因に重きを置く診断を行っている医師がいるという現状を明らかにしている。あえてこの視点に立って考えてみると、例えば、職場のストレスなどの環境的な問題を抱え、会社を休みたい、そのためにうつ病と診断してほしい、という患者の要望に、主治医が応えたかたちでのうつ病診断は、主治医自身にとっては社会的要因の影響を受けたものではなく、〝正当〟な診断ということになる。すなわち、「社会的うつ」は存在しない、ということになるであろう。

また、一部の精神病理学者や臨床に立つ精神医学者らからは、現行の国際的な診断基準そのものが、うつ病の診断範囲を拡大・拡散させ、実際にはうつ病ではない者までがそう診断を受けている可能性を指摘する見解があることはすでに述べた通りである。この議論からは、うつ病と診断される患者の増加は、社会的要因ではなく、診断方法の変化という医学的要素に起因することになる。

本書は社会学的アプローチからの検証を試みたものであり、精神医学・病理学の研究者らと同じ土俵で対等に医学的診断方法の本質に踏み込み、うつ病問題を議論することは不可能である。だが、社会学の研究手法を駆使した結果、一定割合、うつ病診断の背景に社会的要因が存在する可能性があることは検証できたと考えている。言い換えれば、「社会的うつ」の存在を全面的に否定することは、たとえうつ病を専門領域とする医学者、臨床医であろうとも、不可能なのではないだろうか。

第4節　医療、産業保健面での対策

次に、社会的要因によるうつ病休職者を増やさないために、言い換えれば、「社会的うつ」のない社会に向けて、企業など組織、社会、医療従事者、そして個々人はどのようにすればよいのかについて考えてみたい。主治医と、産業医、保健師ら企業内の産業保健スタッフらによる医療・産業保健面での対策、企業など組織として取り組むべき方策、社会全体としての対策、そして労働者個々人としてのあるべき姿などについて、それぞれ述べていく。

◉適正な診断とキャリアを見据えた判断

まず、医療的に患者に最も近い存在である主治医が、社会的要因の影響を受けずに、診断基準に基づく適正なうつ病診断を行うべきことは言うまでもない。半構造化インタビュー調査とケース開発による再診断の結果からも、主治医が患者の要望を受け入れ、あるいは、薬（抗うつ薬）を処方したいために、診断基準には該当しないにもかかわらず、「うつ病」の診断を出していた可能性があることが明らかになった。誤った診断、治療が人間の心身にリスクをもたらすことを再認識するとともに、患者本人の今後の中長期的なキャリア形成を重視するという視点を主治医が備えていれば、診断を出して、安易に休職させるということにはならなかったと考えられる。適正な診断、治療とともに、産業医とも連携しながら、早期に職場復帰させる方策を考えるべきではないだろうか。主治医に患者の労働環境やキャリア形成に関する認識、理解が不足している点は問題である。

産業医側にも不十分な点は否めない。調査結果からは、産業医が患者に早期の職場復帰と治療終了を求めているケースがあることがわかった。患者の今後のキャリア形成に加え、アブセンティズム（欠勤問題）を防ぐという観点からは産業医として妥当な姿勢であるとはいえる。しかしながら、プレゼンティズム（出勤しているが、著しく生産性が低い状態）の問題を考慮すると、単に早期に職場に戻すだけでなく、仕事のストレスなどに起因する従業員のメンタルヘルス不調、またはうつ病の前駆的な症状に関しても、ストレス予防などの対策を十分に図るべきである。また、休職者に対しては、復職支援について、専門的な立場から本人と会社の人事・労務担当者らに適切に助言、指導するなど、従業員のメンタルヘルスにより深く、積極的に関与していかなければならない。そして、保健師や衛生管理者も含め、各企業内で産業保健スタッフが連携を深めていく必要がある。

また調査結果からは、産業医が主治医の判断をただ鵜呑みにしているケースがあることも浮き彫りとなった。第1章でも紹介した職場復帰支援の五つのステップを踏まえたうえで、産業医は、職場復帰について事前に主治医に職場で必要とされる職務遂行能力に関する情報を提供し、また主治医の復職可の判断が、日常生活における病状の回復であって、就業可能なレベルを念頭に置いていない、つまり判断そのものが疑問視される場合には、産業医として主治医に意見することは不可欠である。

◉主治医・産業医連携という課題

さらに、主治医と産業医の連携が十分に図られていないことが、本書の調査からも露呈したことは大きな問題である。この点については、疾患領域にかかわらず、医療・産業保健分野の課題であるといえる。

うつ病の診断・治療と職場復帰、キャリア形成などについては、主治医、産業医双方だけでなく、企業が主体となった議論が必要であり、人事・労務部門と、産業医をはじめとする企業内の産業保健スタッフ、そして経営陣が、健康経営をいかに的確に、また効果的に推進していくかは今後の最重要課題である。

第5節　企業など組織、社会、個々人はどうあるべきか

本書の独自調査からは、うつ病による休職制度など、企業がメンタルヘルス不調者への対策を充実させているほど、うつ病休職者の診断に社会的要因が介在する可能性が高いこともわかった。また、メンタルヘルスに関する企業内制度の内容・質に多くの企業が課題を抱えていることを示唆することにもなった。企業など雇用主である組織には、産業医や主治医とも連携を図りながら、メンタル面の不調を訴える従業員に対し、単に制度を利用して休職させ、治療に専念させるという選択肢だけでなく、症状改善のための治療と、キャリアの継続・発展を両立させていくことのできるメンタルヘルス対策について、いま一度再考する必要がある。

◉効果的なメンタルヘルス対策

その一つの手法として、欧米で先行し、日本ではまだ十分に浸透するには至っていないＥＡＰ(3)（Employment Assistance Program，従業員支援プログラム）の有効活用も検討に値するであろう。ＥＡＰは専門ノウハウを備えた外部機関が、メンタルヘルスに関する個別相談や社員研修、必要に応じた医療機関の案内などを行うもので、他の社員に知られることなく相談などをすることができ、また福利厚生の一環として費用負担もないために利用のハードルが下がり、メンタルヘルス不調の予防や早期発見につながることが期待できる。ＥＡＰを導入する企業側にとっても、メンタルヘルス不調者を減らし、発症を予防することで、生産性向上につなげる狙いがある。

企業のメンタルヘルス対策では、効果的な復職支援プログラムを作成し、従業員の職場復帰を支援していく必要

があるが、産業医や保健師ら産業保健スタッフと、人事・労務担当者らが協働で、主治医とも連携を図るとともに、休職中の従業員に対しては、治療の現状や症状の改善状況などを面談などで聞き取って慎重に見極めながら、できるだけスムーズに、かつ早期に職場に復帰し、キャリアを着実に重ねていけるような助言、指導を継続していくことが重要である。先述したが、主治医の判断は、日常生活における病状の回復程度によって職場復帰の可能性を判断しているケースも少なくなく、必ずしも職場で求められる職務遂行能力まで回復していることを考慮しているとは限らない。このため、産業医が主治医判断と、職場で必要とされる職務遂行能力の内容等について精査したうえで復職を判断し、人事・労務担当者や主治医に対して意見することも必要である。

◉産業医の役割強化

産業医の役割の強化は不可欠であり、二〇一八年に成立した「働き方改革を推進するための関係法律の整備に関する法律」(働き方改革関連法)でも、メンタルヘルス不調などにより健康リスクが高い状況にある労働者を見逃さないため、産業医による面接指導や健康相談等が確実に実施されるようにすることが盛り込まれた。

また、病気予防の「一次予防」、病気の早期発見・治療の「二次予防」、病気発生後の専門的治療、リハビリテーション、再発予防の「三次予防」のうち、特に最も効果のあるとされる一次予防については、企業など組織が日頃から具体的にどのような対策を図っていると、従業員がうつ病の前駆的症状の発生因子でもあるストレスへの耐性を高めることができ、メンタル面を強くできるか、についても適正なアセスメントを実行したうえで、今後さらなる議論を重ねていく必要がある。

◉コミュニケーション不足による「孤立化」を防ぐ

そして、さらに労働条件・職場環境の改善は急務である。日本生産性本部メンタル・ヘルス研究所の調査からは、うつ病などメンタルヘルス不調を訴え、欠勤・休職する社員が増加する大きな要因の一つとして、職場のコミュニケーション不足による「従業員の孤立化」が進んでいることが挙げられるという（日本生産性本部メンタル・ヘルス研究所 二〇一四）。また、「ほとんどの職場で仕事の量が増え、要求される質も高まっている」という職場風土も背景にあると分析している（日本生産性本部メンタル・ヘルス研究所 二〇一七）。

生産性向上や合理化策による経費削減を図るべく、一九九〇年代から大企業を中心に導入され始め、今では広く浸透した成果主義人事制度が、職務の個人化による人間関係の希薄化を招くとともに、アブセンティズムやプレゼンティズムなどの問題をもたらし、当初の狙いとは裏腹に、生産性の低下やメンタルヘルス対策、休業補償などの負担増、ひいては企業損失にもつながっているのである。

成果主義に基づく賃金・人事・雇用管理制度をかつてのものに戻すことは不可能であるが、メンタルヘルス不調を引き起こす一因と考えられる職場でのコミュニケーション不足や人間関係の悪化を改善し、健全な職場環境に戻すことは十分に可能である。また、近年、従業員の健康面を無視した過重労働や労災隠しをはじめ、法律に抵触した劣悪な環境での労働を従業員に強いる「ブラック企業」の存在が社会問題となっている。企業側には今、改めて労働環境の改善と、労働関連法に基づく法令順守が問われている。

◉重症うつ病患者を看過してはならない

本書の独自調査から浮き彫りとなり、また精神病理学、精神薬理学分野などの複数の先行研究でも指摘されてきたように、比較的軽い症状を訴えてうつ病と診断され、抗うつ薬の投薬治療を受けて、休職する人が増加している。

その一方で、自殺念慮が強く、緊急を要する重症うつ病患者ほど、医療機関を受診せず、適切な治療を受けていないという深刻な現状がある。

実際にうつ病に罹患している人のうち、医療機関を受診した人は少ないことが先行研究でも指摘されている。深尾（二〇〇七）によると、うつ病を経験した人の受療割合は二六・八％にとどまっているという。山藤（二〇〇六）の調査では、うつ病の症状が弱いグループと比べ、症状が強いグループのほうが、医療機関を受診していない割合が高いことが報告されており、うつ病の症状の強い人の九四・四％が医療機関を受診せず、「受診に対する強い抵抗と不安を感じている」と分析している（二一〇九頁）。

また、飛鳥井（一九九四）が自殺未遂者を対象に実施した調査をもとに、実際に自殺した人が精神障害を患っていた割合を推計したところ、九〇％に上り、さらに自殺者が罹患していた精神障害のうち、うつ病を中心とする抑うつ性障害圏が四六％と半数を占めて最も多かった（他に精神病圏二六％、物質乱用性障害圏一八％）という。

このほかにも、自殺者・自殺未遂者の多くが重篤なうつ病に罹患しており、かつ医療機関を一度も受診していない、あるいはいったん受診したものの、その後治療を中断するなど、本来受けるべき適切な治療を受けていないケースが少なくないことが報告されている。日本における自殺者数は年間二万八四〇人（二〇一八年。警察庁統計）と減少傾向にあるものの、交通事故死者数（三二一五人、二〇一九年。警察庁統計）の約六倍に上り、依然として高い水準にある。重症うつ病患者を看過してはならず、受診促進が自殺予防対策としても急務であることは言うまでもない。

◉社会全体としての対策

これまでに述べた企業が抱えるメンタルヘルス対策、労働環境改善という課題、さらに重症うつ病患者の低い受診率などの問題を踏まえ、「社会的うつ」を増やさないための社会全体の対策について考えてみたい。

まず国は、企業など事業主がより実効性のあるメンタルヘルス対策を実践していけるよう、実態に即して労働安全衛生法など関連法やメンタルヘルス指針などの改正を進めるとともに、過重労働など劣悪な環境での労働を強いる企業については、メンタルヘルス対策の観点からも、都道府県労働局長等による指導や企業名の公表などを徹底するとともに、働き方改革関連法で定められた罰則（六ヶ月以下の懲役または三〇万円以下の罰金）をさらに強化すべきである。労働者がストレスや悩みを抱える原因を元から絶つことで、職場環境の改善だけでなく、つらい仕事から逃避するためにうつ病診断を求めることなどないよう、労働者の意識改革にもつながるのではないだろうか。

次に、自治体や医療機関、企業など地域が一体となってヘルスプロモーションを推進するため、その中核機関である精神保健福祉センターや保健所、産業保健総合支援センターなどの機能と権限を強化し、メンタルヘルスの予防から治療、復職支援まで、産業医や衛生管理者、人事労務担当者ら企業の産業保健スタッフをはじめ、労働者、市民一人ひとりへの適切な情報提供や相談、研修などを拡充させていく必要がある。

また、受診率が低いという指摘のある重篤なうつ病患者については、他者・周囲からの受診の働きかけが不可欠である。精神科医療機関への受診には強い抵抗感を示しても、風邪などで体調を崩せば内科などを受診する可能性は十分にある。日々の生活において、自治体、保健所職員や勤務先企業などの産業医、保健師らは、精神科医よりは身近な存在になり得るだろう。このため、自治体や精神保健福祉センターなどが受診を促す広報、啓発活動を拡充するとともに、産業医や内科・総合診療医、保健師、精神保健福祉士、臨床心理士といった、企業内を含めた地域のさまざまな医療・保健・福祉の専門家たちから、当該者を精神科医や心療内科医ら専門医のもとへと紹介する強固な仕組み・ネットワークを構築すること、そして精神医療の専門家でなくとも、速やかに専門医に紹介する必要性を見抜く能力・スキルの開発も重要になる。

一方、先述した従業員のうつ病治療とキャリア形成の両立、企業の健康経営といった課題については、すでに国でも議論されているが、その内容は企業サイドやキャリアの視点からの議論が弱いことは否めず、今後、医療従事者だけではなく、企業側やキャリア形成・人材開発等の専門家も交え、活発で発展的な議論を行っていく必要がある。

◉労働問題を「病」という個人の問題に封じ込めない

労働者個々人についても、職場環境や医療側の姿勢などが改善するのをただ待つのではなく、「社会的うつ」に陥らないために、自ら積極的に意識や行動を変容させていく必要がある。第5章のインタビュー調査からは、過重労働や納得できない人事・処遇、悪化した人間関係など、職場で抱える問題から逃避するために、自分から進んでうつ病診断を希望し、「病人」になろうとしていた人も少なくなかった。ストレスや悩みの原因となっている問題から目を背けても、何の解決にもつながらないということを自覚するべきであろう。直面する労働問題があるのなら、それを「心の病」という個人の問題として自ら封じ込めるのではなく、堂々と訴え、改善に向けて行動すべきである。

さらに重要なのが、日頃からの仕事や職場に対する心の持ちようを改革していくことである。たとえ自身にとっては満足できない、不本意な処遇や職務内容であっても、現状から逃げるべきではない。現実をしっかりと受け止めたうえで、主張するべき点はしっかりと訴え、所属する企業、部署・チームや顧客、社会の役に立っているという、やりがいや達成感を少しでも抱けるような働き方をできるよう自分なりに努力していくことが重要である。すなわち、前向きで真摯な姿勢でキャリアを積み重ねていく心持ち、行動力が求められているといえるだろう。

◉今後の展望

本書では、「うつ病」の診断を受けて会社を休職する人たちが増加した背景には、うつ病休職者の心理・意図や、それに応える主治医の対応、企業内制度の充実、薬剤の使用圧力、メディア報道の影響など、病そのものの拡大という医学的要素以外の社会的なダイナミクスが作用している可能性について、多面的な方法により価値中立的な立場から検証し、うつ病をめぐる深刻な社会問題の根底にある構造・力学の解明を目指した。

しかしながら、社会学的視座・アプローチから医療、医学に関わる分野を研究対象とすることには、限界もある。まず、うつ病休職者のうつ病診断における社会的要因の可能性について、一定割合存在することは検証できたが、社会的要因によるうつ病休職者の明確な割合など定量的な調査・分析が十分とはいえない点である。また、独自調査である半構造化インタビュー調査とケース開発による医師の再診断では、うつ病休職者（患者）の心理と主治医の意図、患者と主治医の関係性・相互作用などに深く迫り、一定の成果はあったと考えるが、主治医が「うつ病」診断にあたって影響を受ける社会的要因の精査、さらにはうつ病休職者と産業医の関係性・相互作用や産業医の意図などについては、調査・分析手法に課題も残った。

今後は、これらの課題の解決に向け、調査・分析手法を磨くとともに、研究対象について、労働者のうつ病だけでなく、子どもや若者、主婦、高齢者のうつ病など社会的属性を広げるとともに、統合失調症や社交不安障害、適応障害など精神疾患・障害の疾病間比較へと拡大し、うつ病との差異や共通項を明らかにすることを目指したい。また国際比較に関しても、精神医療の診断法や治療法のあり方から、産業精神保健、公衆衛生などへと比較対象分野を拡大しながら対象国も増やし、世界における日本の特徴を浮き彫りにした、より客観的・科学的な検証を進めていきたい。

本書が、労働者個々人の仕事に対する前向きな姿勢や心の持ちようを醸成し、各企業がマンパワーを尊重し、従業員の能力を開発、有効活用する組織へと変容し、また個人主義化や人間関係の希薄化が進む組織や社会で、人々が良好で健全、発展的な対人・対組織関係を築くための契機となることを期待する。さらに、社会から看過される危険性のある重症うつ病罹患者の積極的な受診行動や適切な治療、自殺予防対策への一助となることに望みをつなげたい。

注

(1) Parsonsは「病人役割」の機能について、病人は、健康な時に課せられていた通常の義務を免除される、回復しようとする義務を伴う、回復しようとする過程で医師と協力する義務がある、などとしている。

(2) 医療的問題ではなかった領域、事象が病気と定義され、診断、治療、予防など医療の対象となっていくこと。

(3) メンタル面から従業員をサポートするシステム。仕事に起因するストレスなどからうつ病など精神疾患・障害を発症するのを防ぐとともに、メンタルヘルス不調の気づきや相談に対応できるネットワーク作り、休職者の円滑な職場復帰と就業継続支援など、内容は多岐にわたる。企業が専門ノウハウを持つ外部の団体・会社などと契約して実施する。米国では一九七〇年代から広まり始めた。

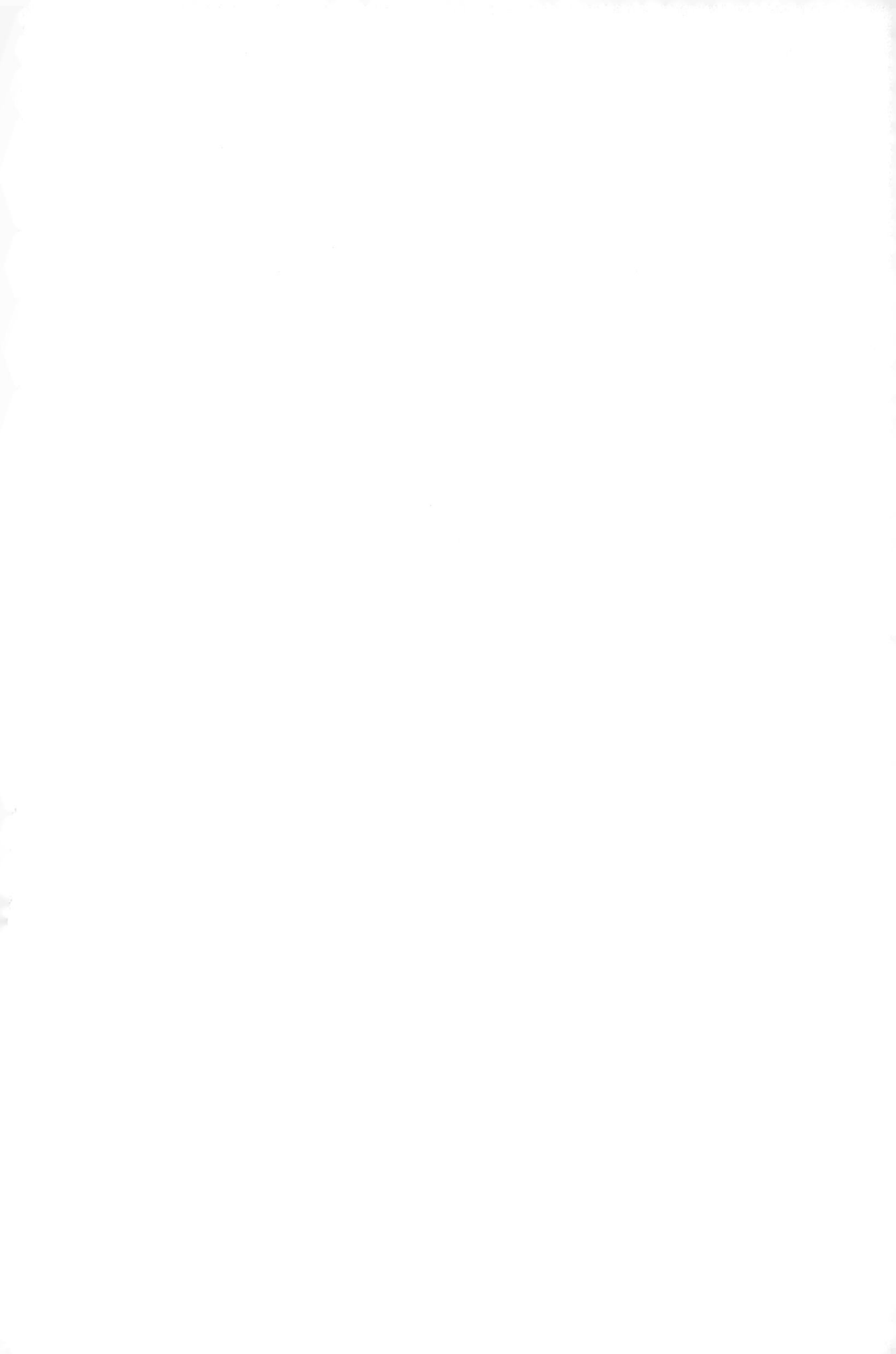

あとがき

本書は慶應義塾大学大学院の博士課程（政策・メディア研究科）での研究をもとに、同大学から博士の学位を授与された後も調査・研究を続け、これまでの成果をまとめたものである。博士論文を土台にしつつ、大幅に加筆修正している。

自ら概念を構築した「社会的うつ」をテーマに研究を始めたきっかけは、新聞記者時代、うつ病で休職する労働者の増加と職場のメンタルヘルス対策について、取材を重ねるなかで抱いたある疑問がもとになっている。

成果主義人事制度の導入によって職務の個人化が進む状況において、職場で孤立化した労働者は心理的ストレスを増幅させていく。合理化策で削減される管理職ポストを手にするため、またリストラの恐怖におびえながら、結果を出すためにいつしか長時間労働に陥っていく……。こうした深刻な労働問題を背景に、うつ病を訴えて休職する労働者が出現するという現象までは、関係者への取材や労働に関する各種統計・意識調査の分析などによって、一定の因果関係を明らかにすることができた。

しかしながら、相談窓口の設置や休職制度の充実、管理職研修など、企業がさまざまなメンタルヘルス対策を充実させればさせるほど、うつ病休職者が増える、という現象は大きな謎だった。

もともと研究者を志しながら、経済的事情などから修士課程修了後、新聞社に就職した経緯もあり、いつか研究を再開したいと心ひそかに願っていた。今しかないと決意し、会社員を続けながら、慶應義塾大学大学院の門をたたいたのだ。

不惑にして、ようやくかなった研究の再開であったが、研究は当初から困難を極めた。うつ病という精神障害の領域に社会学的視座からアプローチするという従来にない試みは、新規性を有する一方で、リサーチ・クエスチョンの検証方法として選んだ、半構造化インタビュー調査と、ケース開発による医師の再診断では、臨床判断の適切性という医師の裁量権に絡む分野に切り込んでいかなければならなかったからである。

本書で謎がすべて解けたわけではないが、重要な一端は解き明かすことができたと考えている。この挑戦が、学術研究はもとより、職場や医療現場、さらに広く社会における実践において、議論を深める一助になれば幸いである。

ここで、お世話になった方々にお礼を述べたい。

博士論文完成にこぎつけ、その後のさらなる研究の礎となる知識や科学的検証法などを身につけさせてくださった、主査の印南一路先生（総合政策学部教授）をはじめ、副査の濱田庸子先生（環境情報学部教授・医学部精神神経科兼担教授）、花田光世先生（名誉教授）、新保史生先生（総合政策学部教授）ほか、慶應義塾大学ＳＦＣ（湘南藤沢キャンパス）の教職員の皆様に厚くお礼申し上げる。医療政策や精神医学、人的資源開発・キャリア論、情報法など、各分野で高い実績を誇る教授陣と学際的な研究環境を備えたＳＦＣだからこそ、本研究が実現したと思っている。さらに、他学部ながら貴重な時間を割いてご教示いただいた、慶應義塾大学の医学部、看護医療学部の先生方に謝意を表したい。医学部に隣接した信濃町メディアセンター（北里記念医学図書館）は医学知識を得るための宝庫で、仕事帰りや休日によく通い、精神医学や精神病理学、産業精神保健学などのありとあらゆる文献をむさぼるように読んだのを昨日のことのように思い出す。

フルタイムで会社に勤めながら研究を展開するプロセスにおいては、幾度となく荒波が押し寄せた。新聞社という不規則な勤務体制の仕事との両立がうまくいかず、体調を崩したり、唯一の肉親である母親を在宅介護することになって、ますます研究の時間を確保することが難しくなったり……。いかに気力と体力を維持していくかが課題だった。今思うと、目の前に立ちはだかる最も高い壁は己自身であったのかもしれない。そんな時、先生方の厳しくも温かいご指導と励ましの言葉に救われた。何とかふんばり、困難を乗り越えることができたのだ。

そして、インタビュー調査、及び再診断にご協力いただいた皆様に改めて、心から感謝申し上げる。うつ病による休職を経験したインタビュー対象者計五〇人の方々にとって、自身に対してなされた過去の診断の適切性に迫る調査に協力するということは、心地良いものではなかっただろう。時に精神的苦痛も伴ったのではないか。しかし、途中で調査協力からの離脱を希望される方は、誰一人としていらっしゃらなかった。医学では解明できない謎を解き明かすという新たな試みに、ともに挑んでくださった皆様に敬意を表したい。

また、再診断を行っていただいた精神科医、心療内科医（一部、産業医兼務）の先生方には専門職としての立場から、主治医の臨床判断について、すでに出された診断を再考するという、言うなれば現行の精神医療批判とも取られ兼ねない再診断への協力をお引き受けいただいた。容易でない試みであったことは想像に難くないが、六人いずれの先生方も同業の臨床判断を極めて冷静に客観的に再診断し、論理的でわかりやすい言葉を用いて分析してくださった。また鋭い視点から、社会的要因の影響を受けた主治医のうつ病診断を批判する姿勢には、自省も込めつつ、精神医療・精神医学の発展を願う気持ちが色濃く表れ、感銘を受けた。

最後になったが、いろいろとご尽力いただいた晃洋書房の吉永恵利加さんにもこの場をお借りして、お礼申し上げたい。

五〇歳の時、天命を知る、とはおこがましいが、近畿大学に入職させていただいた。現在は教育、研究、そして学内組織である社会連携推進センターにおいて、包括連携協定を結ぶ全国の自治体と協働で地域貢献活動に取り組んでいる。研究信条としてきた実践知をもって社会に貢献していくということが今、少しずつ実行できていることについて、近畿大学の教職員、並びに各プロジェクトの関係者の皆様に感謝の意を表したい。これからも日々、精進を重ねながら、あくなき挑戦を続けていく所存である。

二〇二〇年三月

奥田祥子

《著者紹介》
奥 田 祥 子（おくだ しょうこ）

2016年 慶應義塾大学大学院政策・メディア研究科後期博士課程所定単位取得退学
2017年 博士（政策・メディア）慶應義塾大学
京都新聞社記者（1994年4月－1998年7月），読売新聞東京本社記者（1998年8月－2017年1月），慶應義塾大学SFC研究所上席所員（2016年4月－2017年3月）を経て，
現 在 近畿大学社会連携推進センター教授

主 著 "Medicalization of Social Problems: Rising Depression-related Absenteeism in Japan," *International Journal of Japanese Sociology*, Number 29, pp. 74-87, March 2020.
『夫婦幻想――子あり，子なし，子の成長後』（筑摩書房，2019年）
『「女性活躍」に翻弄される人びと』（光文社，2018年）
『男という名の絶望――病としての夫・父・息子』（幻冬舎，2016年）
"Pharmaceuticalization and Biomedicalization: An Examination of Problems Relating to Depression in Japan," *Sociology Study*, Volume 5, Number 8, pp. 632-642, August 2015.
『男性漂流――男たちは何におびえているか』（講談社，2015年）
"Media Influence Over the Transformation of Stigma Toward Depression in Japan," *Sociology Study*, Volume 2, Number 3, pp. 205-218, March 2012.
『男はつらいらしい』（新潮社，2007年）

社会的うつ
――うつ病休職者はなぜ増加しているのか――

2020年4月30日 初版第1刷発行　　＊定価はカバーに表示してあります

著 者 奥 田 祥 子©
発行者 萩 原 淳 平
印刷者 江 戸 孝 典

発行所 株式会社 晃 洋 書 房
〒615-0026 京都市右京区西院北矢掛町7番地
電話 075(312)0788番(代)
振替口座 01040-6-32280

装丁 安藤紫野　　印刷・製本 共同印刷工業㈱

ISBN978-4-7710-3358-0

索　引

〈アルファベット〉

〈ア　行〉

〈カ　行〉

〈サ　行〉

〈タ　行〉

〈ナ　行〉

〈ハ　行〉

〈マ　行〉

〈ヤ　行〉

〈ラ・ワ行〉

参考文献

飛鳥井望「自殺の危険因子としての精神障害――生命的危険性の高い企画手段をもちいた自殺失敗者の診断学的検討」,『精神神経学雑誌』, 第96巻第6号, pp. 415-443, 1994年.

大石裕『コミュニケーション研究――社会の中のメディア　第4版』, 慶應義塾大学出版会, 2016年.

大野裕「うつ病と日本人――日本的村社会の心性とこれからのあり方」,『教育と医学』, 第50巻第5号, pp. 397-402, 慶應義塾大学出版会, 2002年.

大森哲郎「うつ状態の臨床分類と生物学的基盤」,『臨床精神医学』, 第34巻第5号, pp. 581-585, 2005年.

樫村愛子『「心理学化する社会」の臨床社会学』, 世織書房, 2003年.

川上憲人・WMHJ2002 共同研究グループ「こころの健康に関する地域疫学調査の国際比較に関する研究」, 平成18年度厚生労働省研究費補助金（こころの健康科学研究事業）『こころの健康についての疫学調査に関する研究』, pp. 71-86, 2007年.

川上憲人「職場のメンタルヘルスの現状と課題――わが国の課題と国際的動向の分析」,『公衆衛生』, 第76巻11号, pp. 896-899, 2012年.

川上憲人「諸外国における職場のメンタルヘルス対策と提言」,『精神医学』, 第57巻第1号, pp. 49-54, 2015年.

笠原嘉・木村敏「うつ状態の臨床的分類に関する研究」,『精神神経学雑誌』, 第77巻第10号, pp. 715-735, 1975年.

笠原嘉・山下格・広瀬徹也『うつ病（気分障害）』, 診療新社, 1993年.

加藤敏『職場結合性うつ病』, 金原出版, 2013年.

北中淳子「鬱の病」, 栗山茂久・北澤一利編『近代日本の身体感覚』, 青弓社, pp. 360-390, 2004年.

北中淳子「『意志的な死』を診断する――自殺をめぐる精神医療の人類学」, 芹沢一也編著『時代がつくる「狂気」――精神医療と社会』, 朝日新聞社, pp. 224-262, 2007年.

警察庁「平成30年中における自殺の状況」, 2019年。

警察庁「令和元年中の交通事故死者数について」, 2020年。

厚生労働省「自殺・うつ対策の経済的便益（自殺やうつによる社会的損失）」, 2010年.

厚生労働省「患者調査」, 1996, 1999, 2002, 2005, 2008, 2011, 2014, 2017各年.

厚生労働省「精神障害に関する事案の労災補償状況」,「過労死等の労災補償状況」所収

1998，2000，2002，2004，2006，2008，2010，2012，2014，2018各年度．

厚生労働省「労働安全衛生調査」，2013年．

厚生労働省「労働者健康状況調査」，2012年．

斎藤環『心理学化する社会――癒したいのは「トラウマ」か「脳」か』，河出書房新社，2009年．

高久史麿・矢﨑義雄監修『治療薬マニュアル 2020』，医学書院，2020年．

田島治『精神医療の静かな革命――向精神薬の光と影』，勉誠出版，2006年．

田島治「抗うつ薬の光と影」，『臨床精神薬理』，第11巻第10号，pp. 1803-1811，2008年．

冨高辰一郎『なぜうつ病の人が増えたのか』，幻冬舎，2009年．

中根秀之・吉岡久美子・中根允文　第103回日本精神神経学会総会シンポジウム「日本と豪州における精神保健の知識と理解」，『精神神経学雑誌』，第110巻第５号，pp. 378-387，2010年．

中安信夫「うつ病の概念を考える――大うつ病（DSM-Ⅳ）概念の『罪』」，『精神科治療学』，第17巻第８号，pp. 991-998，2002年．

日本うつ病学会「治療ガイドライン　Ⅱ．うつ病（DSM-5）／大うつ病性障害」，2012年７月（2013年９月，2016年７月，2019年７月に一部改訂）https://www.secretariat.ne.jp/jsmd/linkai/katsudou/data/160731.pdf 最終閲覧日：2020年３月２日．

日本生産性本部メンタル・ヘルス研究所「『メンタルヘルスの取り組み』に関する企業アンケート調査結果」，2012，2014，2017，2019各年．

野村総一郎「うつ病の真実」11，『こころの科学』，第130巻，日本評論社，pp. 90-96，2006年．

野村総一郎「うつ病の真実」13，『こころの科学』，第132巻，日本評論社，pp. 97-103，2007年．

野村総一郎『うつ病の真実』，日本評論社，2008年．

広瀬徹也『抑うつ症候群』，金剛出版，1986年．

福島満美「メンタルヘルス不調により休職を繰り返す社員の心理と企業での効果的な支援について」，『産業精神保健』，第22巻第４号，pp. 310-316，2014年．

富士経済『医療用医薬品データブック』1996，1998，2000，2002，2004，2006，2008，2010，2012，2014，2017，2018各年．

深尾彰「こころの健康に関する地域疫学調査の成果の普及に関する研究」，平成18年度厚生労働科学研究費補助金（こころの健康科学研究事業）『こころの健康についての疫学調査に関する研究』分担報告書，pp. 87-117，2007年．

松本卓也『症例でわかる精神病理学』，誠信書房，2018年．

向江亮「企業におけるメンタルヘルスケアの取り組みと従業員の精神的健康の関連につい

ての検討」,『臨床心理学』, 第15巻第3号, pp. 371-383, 2015年.

元森絵里子「『過労自殺』の社会学——法理論と制度運用に着目して」,『年報社会学論集』, 第25号, pp. 168-179, 2012年.

元森絵里子「自殺を補償する——二十一世紀転換期の過労自殺訴訟」, 貞包英之・元森絵里子・野上元『自殺の歴史社会学——意志のゆくえ』, 青弓社, pp. 144-178, 2016年.

森口次郎「中小企業におけるメンタルヘルス対策の現状と課題」,『精神医学』, 第57巻第1号, pp. 31-38, 2015年.

森崎美奈子「企業のメンタルヘルス活動とうつ病対策」,『医学のあゆみ』, 第219巻第13号, pp. 1011-1016, 2006年.

山田陽子「『心の健康』の社会学的序説——労働問題の医療化」,『現代社会学』, 第9号, pp. 41-60, 2008年.

山田陽子「労働者の自殺をめぐるリスクと責任」,『年報科学・技術・社会』, 第23号, pp. 31-57, 2014年.

山藤奈穂子「受診しないうつ——うつ病の受診行動」,『医学のあゆみ』第219巻第13号, pp. 1108-1113, 2006年.

労働政策研究・研修機構「職場におけるメンタルヘルス対策に関する調査」, 2012年.

労務行政研究所「企業におけるメンタルヘルスの実態と対策」, 2010年.

和田秀樹『精神科医は信用できるか——「心のかかりつけ医」の見つけ方』, 祥伝社, 2008年.

American Psychiatric Association (APA), *Desk Reference to the Diagnostic Criteria from DSM-5*, 2013 (邦訳：高橋三郎・大野裕監訳, 染矢俊幸・神庭重信・尾崎紀夫・三村將・村井俊哉訳『DSM-5 精神疾患の分類と診断の手引』, 医学書院, 2014年).

Beck, Ulrich, *Pioneer in Cosmopolitan Sociology and Risk Society*, Springer, 2014.

Becker, Howard S., *Outsiders: Studies in the Sociology of Deviance*, The Free Press, 1973 (邦訳：村上直之訳『完訳 アウトサイダーズ——ラベリング理論再考』, 現代人文社, 2011年).

Breggin, Peter and Breggin, Ginger, *Talking Back to Prozac: What Doctors Aren't Telling You about Today's Most Controversial Drug*, St. Martin's Press, 1995.

Conrad, Peter, "The Shifting Engines of Medicalization," *Journal of Health and Social Behavior*, 46(1): pp. 3-14, 2005.

Conrad, Peter, and Schneider, Joseph W., *Deviance and Medicalization: From Badness to Sickness*, Expanded. ed., Temple University Press, 1992.

Cohen, Stanley, *Folk Devils and Moral Panics: The Creation of the Mods and Rockers*, Harper Collins Distribution Services, 1973.

Frances, M. D. Allen, *Saving Normal: An Insider's Revolt against Out-of-Control Psychiatric Diagnosis, DSM-5, Big Pharma, and the Medicalization of Ordinary Life*, William Morrow, 2013.

Fainzang, S., "The Other Side of Medicalization: Self-Medicalization and Self-Medication," *Culture, Medicine, and Psychiatry*, 37(3): pp. 488-504, 2013.

Hacking, Ian, *The Social Construction of What ?*, Harvard University Press, 1999.

Hall, Stuart, et al., "Encoding/Decoding," *Culture, Media, Language*, Routledge, pp. 128-138, 1980.

Healy, David, *The Antidepressant Era*, Harverd University Press, 1997.

Healy, David, *Let Them Eat Prozac: The Unhealthy Relationship between the Pharmaceutical Industry and Depression*, James Lorimer & Company Ltd., Publishers, 2003.

Illich, Ivan, *"Limits to Medicine　Medical Nemesis: the Expropriation of Health,"* Mariion Boyars, 1995.

Jablensky, A., Sartorius, N., Emberg, G., Anker, M., Korten, A., Cooper, J. E., Day, R. and Bertelsen, A., "Schizophrenia: Manifestations, Incidence and Course in Different Cultures: A World Health Organization Ten-Country Study," *Psychological Medicine*, 20 (Supplement): pp. 1-97, 1992.

McManus, P. et al., "Recent Trends in the Use of Antidepressant Drugs in Australia, 1990-1998," *The Medical Journal of Australia*, 173(9): pp. 458-461, 2000.

Moynihan, Ray and Cassels, Alan, *Selling Sickness: How The World's Biggest Pharmaceutical Companies Are Turning Us All into Patients*, Allen & Unwin First Nation Books, 2005.

Nakagawa, A. et al., "Association of Suicide and Antidepressant Prescription Rate Japan, 1999-2003," *The Journal of Clinical Psychiatry*, 68(6): pp. 908-916, 2007.

National Institute for Health and Care Excellence (NICE), U. K., *Depression in Adults: Recognition and Management* (Clinical Guideline〔CG90〕), 2009.

Nussbaum, Abraham M., *The Pocket Guide to the DSM-5 Diagnostic Exam*, American Psychiatric Publishing, 2013（邦訳：高橋三郎監訳，染矢俊幸・北村秀明訳『DSM-5　診断面接ポケットマニュアル』，医学書院，2015年）.

Parsons, Talcott, *The Social System*, The Fee Press, 1951.

Scheff, Thomas J., *Being Mentally Ill: A Sociological Theory*, Aldine Publishing

Company, 1966.

Shorter, Edward, *A History of Psychiatry: From the Era of the Asylum to the Age of Prozac,* John Wiley & Sons, Inc., 1996.

Wisenthal, A. and Krupa, T., "Cognitive Work Hardening: A Return-to-Work Intervention for People with Depression," *Work,* 45(4): pp. 423-430, 2013.

World Health Organization (WHO), *The ICD-10 Classification of Mental and Behavioural Disorders: Clinical Descriptions and Diagnostic Guidelines,* 1992 (邦訳：融道男，中根允文，小見山実，岡崎祐士，大久保善朗訳『ICD-10　精神および行動の障害――臨床記述と診断ガイドライン』新訂版，医学書院，2005年).